Friederike Reumann

Ich hör' auf mein Bauchgefühl

Das geheime Wissen unserer Bauchorgane

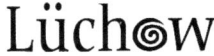

Lüchow

FRIEDERIKE REUMANN

ich hör' auf mein

BAUCH
GEFÜHL

DAS GEHEIME WISSEN
UNSERER BAUCHORGANE

Lüchow

Wichtiger Hinweis für alle Leserinnen und Leser:
Die in diesem Buch veröffentlichten Inhalte und Ratschläge wurden von der Autorin
und dem Verlag mit größter Sorgfalt recherchiert, erarbeitet und überprüft. Eine Garantie
für die Inhalte kann jedoch weder von der Verfasserin noch vom Verlag übernommen werden.

Des Weiteren wird eine Haftung von Seiten des Verlages sowie der Verfasserin
für jedwede Sach-, Personen- und Vermögensschäden, die sich bei der Anwendung der Informationen
in diesem Buch ergeben sollten, ausgeschlossen.

Jede Leserin und jeder Leser sollte mit ihrer/seiner Gesundheit und den Informationen
in diesem Buch verantwortungsbewusst umgehen und sich bei Beschwerden und Krankheiten
rechtzeitig therapeutischen Rat einholen.

Friederike Reumann
Ich hör' auf mein Bauchgefühl · Das geheime Wissen unserer Bauchorgane

© Lüchow in Kamphausen Media GmbH, Bielefeld 2020
www.kamphausen.media

Lektorat: Petra Frank
Buchgestaltung: Kerstin Fiebig, ad department, Bielefeld
Fotos Innenteil: Philipp Schröder, don philipe design and photo, Neustadt
Weiteres Bildmaterial: stock.adobe.com; shutterstock.com; istockphoto.com
Druck & Verarbeitung: optimal media, Röbel/Müritz

2. Auflage 2022

Bibliografische Information der Deutschen Nationalbibliothek:
Die Deutsche Nationalbibliothek verzeichnet diese Publikation
in der Deutschen Nationalbibliografie; detaillierte bibliografische Daten
sind im Internet über https://www.dnb.de abrufbar.

ISBN Print 978-3-95883-437-8
ISBN E-Book 978-3-95883-438-5

INHALT

Basics 8

Anleitung für ein gutes Bauchgefühl 12

   Zu Beginn: entspannen und wahrnehmen 16

   Bevor du startest – nützliche Hilfsmittel 20

   Basisprogramm: Alles im Fluss! 24

   Mein Tipp: Richtig essen! 38

Der Darm – vertrauen und loslassen 40

   Was nicht glücklich macht, kann weg! 42

   Rückgrat 46

   Frühsymptome des Darms 49

   Exkurs: Stuhlprobe bitte! 53

   Hilfe aus der Schulmedizin 58

   Übungsprogramm: Gut verdaut! 60

   Hausapotheke: Ein Pflaster für den Darm 72

   Mein Tipp: Notfallplan nach Antibiotika-Tsunami 76

Die Leber – sexy und sensibel 80

   Schutz der Persönlichkeit 83

   Wut im Bauch und Wutventile 86

   Frühsymptome der Leberstörungen 92

   Hilfe aus der Schulmedizin 96

   Exkurs: Keine Angst vor Cholesterin! 99

   Hilfe! Ich hab' Pommes im Blut! 102

   Wertvolle Öle für den Zellschutz 103

Übungsprogramm: Müdigkeit ade! 104

Hausapotheke: Pflanzenpower für die Leber 116

Mein Tipp: Digital Detox für regenerierenden Schlaf 120

Milz und Magen – Kraft der Mitte 124

Klarheit für Körper und Geist 126

Das Sammelbecken der Gefühle 129

Frühsymptome von Milz und Magen 131

Hilfe aus der Schulmedizin 133

Übungsprogramm: Die stabile Mitte! 134

Beckers Apotheke: Ein gesunder Start in den Tag – nicht nur für die Milz . . . 146

Mein Tipp: Aufräumen! 152

Exkurs: Sichtbare Schlacken! 159

Die Nieren – Essenz des Lebens 164

Das wahre Bauchgefühl 166

Das Flaschenmodell der Lebenskraft 168

Frühsymptome der Nieren 171

Exkurs: Dem pH-Wert auf der Spur! 173

Hilfe aus der Schulmedizin 176

Übungsprogramm: Auf ein langes Leben! 178

Hausapotheke: Lebendiges Wasser 188

Mein Tipp: Die sprudelnde Quelle mit der Natronsocke aktivieren! 190

Abschließende Worte – Frage deinen inneren Arzt 194

Was ist Selbsthypnose? 195

Toni Kroos & ein Pott voll Mörtel 196

Basics

*E*in von Zeitmangel, Leistungsdruck, überhöhtem Statusbewusstsein und ungesunder Lebensweise geprägter Alltag fordert ein neues Verantwortungsbewusstsein, um gesund zu bleiben. Denn der heutige Lebensstandard verlangt Höchstleistungen von den Bauchorganen. Stundenlanges Sitzen ohne Bewegungsausgleich verklebt die Bauchorgane und sie geraten zunehmend unter Druck. Auch die Essgewohnheiten unserer Zeit, reinstopfen statt wertschätzen, sowie die Qualität der Nahrung belasten die Bauchorgane zunehmend. Antibiotika in Fleisch, Pestizide in Gemüse und Obst, Schwermetalle im Fisch und genmanipuliertes Getreide sorgen für die tägliche Portion Gift, das die Bauchorgane mühevoll und durch komplizierteste chemische Prozesse abbauen müssen. Eigentlich grenzt die Regenerationsfähigkeit der Bauchorgane an ein Wunder! Tag für Tag nehmen wir dieses Wunder hin. Dabei drücken die Organe ihre große Not durch Symptome wie Blähungen, Sodbrennen und Verstopfung aus, die wir meist getrost ignorieren. Ignorieren? Oder ist die Fähigkeit, sich selbst wahrzunehmen, gar abhandengekommen? Für unsere Vorfahren war das Bewusstsein für frühe Krankheitszeichen lebensrettend. Der Alltag unserer Zeit erlaubt meist nur, Blähungen und Schlafstörungen als banal abzuwinken. Augenringe werden bestenfalls als Foto auf Instagram geteilt. Kaum jemand kommt auf die Idee, die Bauchorgane zu unterstützen und eigenverantwortlich den kostbaren Schatz Gesundheit zu erhalten.

Was ist der Bauch?

In diesem Buch ist mit dem Bauch der Raum gemeint, in dem sich die Bauchorgane Darm, Leber, Milz, Magen und die Nieren befinden. Bis auf die Nieren sind all diese Organe durch das Pfortadersystem, dem sogenannten *Pfortaderkreislauf* miteinander verbunden. Der Pfortaderkreislauf sorgt für genug Nährstoffe in den Bauchorganen und entsorgt überflüssigen Körpermüll: Ein Übermaß an Fetten, giftige Stoffe oder tote Zellen transportieren die Blutgefäße an die Ausscheidungsorgane. Alle Organe werden von netzartigen Faszien umgeben. Dieses spezialisierte Gewebe gibt den Bauchorganen Halt und Form. Die reibungslose Beweglichkeit der Bauchorgane während der Atmung wird durch das Zwerchfell dirigiert. Ein harmonisches Bauchgefühl verspüren wir dann, wenn die Bauchorgane, die umgebenden Faszien, das Zwerchfell und das Pfortadersystem zusammenarbeiten und jedes einzelne Bauchorgan gut funktioniert.

Bauchgefühle

In der alternativen Medizin haben die Organe nicht nur eine auf den Körper bezogene Funktion. Ihnen wird auch eine emotionale Wirkweise zugesprochen. Die Erkenntnis, dass Organe Emotionen entwickeln und speichern können, beruht auf Jahrtausende langer Beobachtung und Erforschung auf verschiedensten Ebenen.

Dem Darm wird demnach die Gefühlsebene des Loslassens zugeschrieben. Milz und Magen drücken die Emotion Sorge aus. Zu diesem Duo kommt als dritter Partner auch die Bauchspeicheldrüse hinzu, auf die ich in diesem Buch jedoch aus Gründen der Überschaubarkeit nicht näher eingehe. Die Leber beschäftigt sich mit Wut und entlädt sich in Frustration und Aggressivität. Die Nieren spiegeln all unsere Ängste wider. Ein gutes Bauchgefühl zeigt sich demnach auch durch innere Harmonie; die Gefühlswelt ist geordnet.

Das Seelenleben der Bauchorgane

Die *Traditionelle Chinesische Medizin* (TCM) geht sogar noch über die Emotionsebene hinaus und beseelt die Organe. Diesen schönen Gedanken nehme ich als Grundidee für mein Buch auf. Die Vorstellung, dass jedes Bauchorgan eine lebendige Struktur mit Seelenleben ist, erleichtert uns den Wandel zurück zur Eigenverantwortlichkeit und motiviert, die individuelle Gesundheit zu erhalten. Lernst du beispielsweise die kämpferische Leberseele *Hun* kennen, wird es dir schwerfallen, die Leber in Zukunft mit Giften zu füttern! Der zarte Nierengeist *Zhi* verbildlicht dir die feine und sensible Struktur der Nieren. Je mehr du dich mit den Bauchorganen befasst, desto klarer wird, dass Sodbrennen, Müdigkeit und Verstopfung nicht selbstverständlich in den Alltag gehören, sondern das Unwohlsein der Organe ausdrücken. Vielleicht wächst der Wunsch in dir, mehr über die Bauchorgane zu erfahren und dich aus eigener Kraft heraus für deren Gesunderhaltung einzusetzen.

Übersicht der Bauchorgane

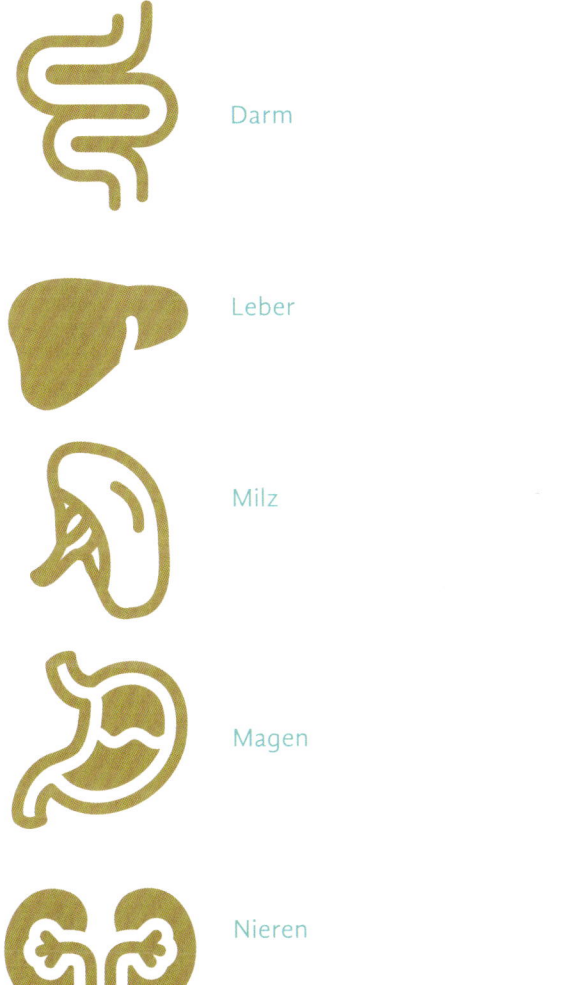

Darm

Leber

Milz

Magen

Nieren

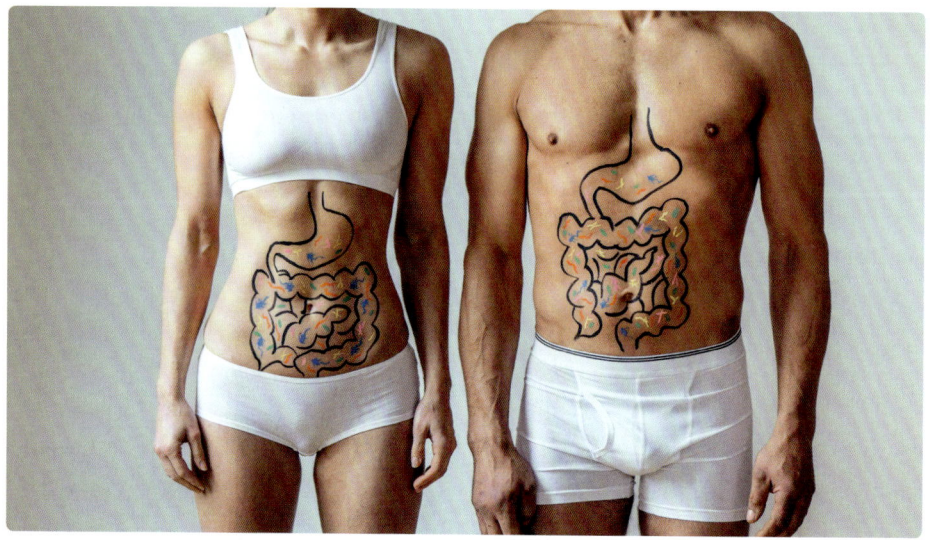

Anleitung für ein gutes Bauchgefühl

Gesundheit muss in deinen individuellen Alltag passen! Deshalb bekommst du in diesem Buch die Möglichkeit, Übungsprogramme für die Gesunderhaltung an deine zur Verfügung stehende Zeit anzupassen. Die Grundvoraussetzung, um gezielt Symptome des Bauchraums aufzudecken und eigenverantwortlich auf sie zu reagieren, ist, die Fähigkeit des aufmerksamen Wahrnehmens zurückzuerlangen und so deinem Bauch zuhören zu können. Das gelingt nur in einem entspannten Zustand. Darüber hinaus kannst du dein Wissen mit Tipps aus der Schulmedizin und dem Spektrum alternativer Behandlungsformen vertiefen.

Symptome spüren

Den Ist-Zustand von Körper und Geist zu ergründen, gelingt nur in einem entspannten Zustand. Die Reize des Alltags entfernen sich und es entsteht Raum für die eigene Wahrnehmungskraft. Über eine vertiefte Atmung Entspannung herbeizuführen, ist eine leicht zu erlernende Methode. Ruhige, tiefe Atemzüge signalisieren dem vegetativen Nervensystem Stressfreiheit. Der Entspannungsmodus im Muskel-Skelett-System wird eingeschaltet und die Verdauungsorgane werden aktiver. Das ist auch einer der Gründe, warum der Bauch anfängt zu gluckern, wenn wir entspannt auf der Matte liegen! Bevor du das Übungsprogramm beginnst, nimm dir immer ein paar Minuten Zeit für eine kurze Anfangsentspannung. Sie hat das Ziel, deinen Ist-Zustand für dich zu definieren. In dem Basiskapitel lernst du die Symphysenatmung kennen, die ich dir als Entspannungstechnik, besonders als Anfänger, ans Herz lege. Wenn du eine andere Technik kennst und sie passender für dich ist, kannst du natürlich deine eigene Entspannungsform wählen!

Üben im Alltag

Regelmäßiges Üben mit Beständigkeit ist der Clou für tiefgreifende Veränderung im Bauchraum. Deshalb muss Gesundheit in den individuellen Alltag integrierbar sein! Ich biete dir zwei Modelle an, die du an deine verfügbare Zeit anpassen kannst. Das Üben kann auf zwei Arten geschehen: Wenn du wenig Zeit hast, beginnst du direkt mit einer Übung aus den jeweiligen Organbausteinen. Mit diesen 15 Minuten erzielst du zwar keine ganzheitlichen Effekte, kannst aber ganz speziell auf ein bestimmtes Organ eingehen. Das ist besser, als nichts zu tun! Merke dir, dass Beständigkeit der Clou für anhaltende Gesundheit ist!

Wenn du aber mehr Zeit zur Verfügung hast, empfehle ich dir den noch effektiveren Weg, indem du dem jeweiligen Organbaustein das Basisprogramm (S. 24) voranstellst. Dein Vorteil ist ein ganzheitlicher Wert für die Bauchorgane. Alle Strukturen, die für den Bauchraum besonders wichtig sind, werden vorbereitet. Dazu zählen das Pfortadersystem, der Organmotor Zwerchfell, die bauchformenden Faszien und die Regulierung des vegetativen Nervensystems.

Die richtige Intensität

Die Übungen sollten niemals starke Schmerzen auslösen! Ein Wohlfühlschmerz oder eine leichte Dehnung zu spüren ist erlaubt! Hier die Grenze zu finden, ist manchmal nicht ganz einfach. Lässt der Schmerz nicht nach oder hast du nach dem Üben Schmerzen, hast du deine Grenze bereits überschritten und solltest beim nächsten Üben auf eine geringere Intensität achten. Viele der vorgestellten Übungen werden lange in einer Position gehalten. Beim Auflösen ist es wichtig, langsam aus der Dehnung herauszukommen. Das Körpersystem muss Zeit haben, sich wieder zu neutralisieren und auszurichten. Gerade zu Beginn neigt man dazu, den Atem anzuhalten oder oberflächlich zu atmen. Das blockiert das Zwerchfell. Achte bei allen Übungen auf einen freien und leichten Atemfluss! Bei frischen Wunden, Fieber, Schwindel und starkem Unwohlsein dosiere die Übungen vorsichtig und warte die Reaktion ab. Wenn du dir bei Krankheit, Schwangerschaft oder nach einer Operation unsicher bist, ob du etwas falsch machen könntest, befrage den behandelnden Arzt dazu.

Wissen vertiefen

Du findest in diesem Buch viele Extrainformationen und Tipps für ein rundum gutes Bauchgefühl! Wenn du dein Wissen vertiefen möchtest und richtig motiviert bist, deine Bauchorgane auf Vordermann zu bringen, steht dir dafür zusätzlich die Hausapotheke für die einzelnen Organe zur Verfügung. Begleitende schulmedizinische Tests und Analysen ermöglichen einen tiefen Einblick in die Organgesundheit. Dein Nutzen und Benefit aus diesem Buch ist die Fähigkeit, Symptome frühzeitig deuten zu können, eigenverantwortlich auf sie zu reagieren und deine individuelle Gesundheit zu erreichen! Dadurch ersparst du dir viele Arztbesuche und erlangst eine neue Unabhängigkeit, die es dir erlaubt, selbstbestimmt Gesundheit zu erleben!

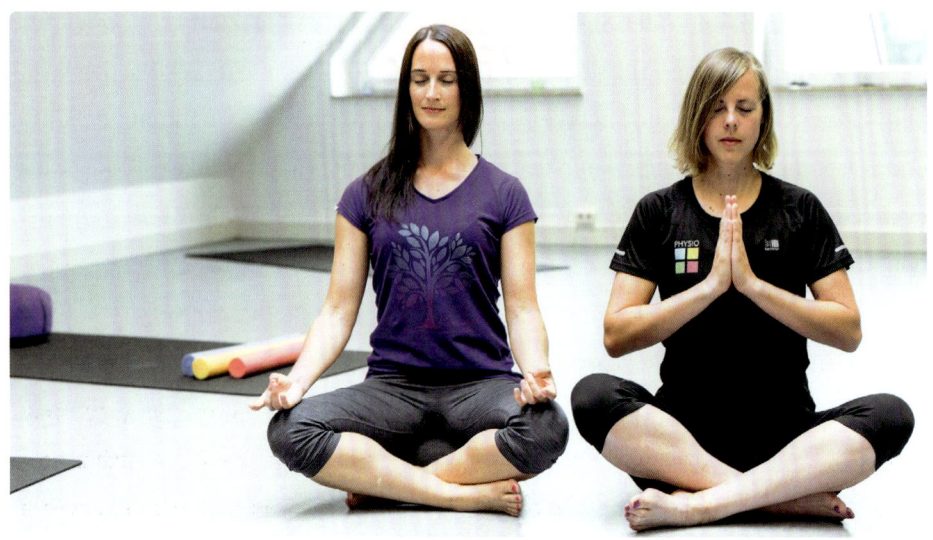

Zu Beginn: entspannen und wahrnehmen

Nur in einem entspannten Zustand gelingt es, sich selbst wahrzunehmen. Schalte das Handy, Radio und alle anderen digitalen Geräte in der Nähe aus und schaff eine ruhige Atmosphäre, in der dich nichts ablenken kann. Sich zu entspannen gelingt meist nicht auf Anhieb. Das Gehirn ist auf Ablenkung und Problemlösung programmiert und die Gedanken kreisen in der Vergangenheit oder Zukunft. Einen leichten Einstieg, zur Ruhe zu kommen, bietet der Weg über die Atmung. Wenn die Gedanken sich im gegenwärtigen Moment sammeln, entwickelt sich dein Ist-Zustand.

Die Atemtiefe testen

Schließ die Augen und komm im Stehen an. Richte die Wirbelsäule bewusst auf und entspann die Schultern. Lass deine Atmung in deinem Rhythmus kommen und gehen. Empfinde den Weg nach, den die Atmung wählt. Fließt der Atem frei? Dehnt sich der Brustkorb aus? Fließt die Atmung bis tief in den Bauch? Vielleicht nimmst du sogar die Bewegung des Zwerchfells wahr und kannst dir vorstellen, wie sich die Bauchorgane bewegen. Beug nun den Oberkörper weit nach unten und wiederhole die Übung. Spürst du den Unterschied? Eine krumme Körperhaltung bewirkt eine flachere Atmung. Das Zwerchfell verliert den Platz, sich zu bewegen, und komprimiert die Bauchorgane. Eine aufrechte Körperhaltung bewirkt einen Synergismus zwischen Zwerchfell und Beckenboden. Die Bauchorgane haben Raum, sich physiologisch zu bewegen. Diesen Unterschied wahrzunehmen ist ein erster Schritt zur Entlastung der Bauchorgane. In Zukunft wirst du mehr auf eine aufrechte Haltung im Alltag achten. Du hast wahrgenommen, dass sich die Bauchorgane in einer aufrechten Körperhaltung besser bewegen können.

Die Schambeinatmung

Das Schambein wird dein Orientierungspunkt für die folgende Übung. Es verbindet das Becken auf der Körpervorderseite. Um das Schambein zu finden, leg einen Zeigefinger auf deinen Bauchnabel. Von da aus rutsch über weiches Gewebe nach unten ins Becken, bis du auf einen Knochen stößt. Das ist dein Schambein. Lass den Zeigefinger hier ruhen und konzentriere dich auf die Atmung. Wo kannst du die Atembewegung deutlich spüren? Versuch die Atmung bis in den Beckenraum zu vertiefen. Spürst du die Bewegung unter deinem Finger am Schambein? Ja? Deine Organe können sich gut mit der Zwerchfellbewegung verschieben. Nein? Dein Alltag hat die Atemtiefe bereits beeinflusst. Das Zwerchfell kann sich nicht uneingeschränkt bewegen. Vielleicht bestehen leichte fasziale Verklebungen. Die Schambeinatmung dient nicht nur als erster Test für die Beurteilung der Atemqualität und Zwerchfellbeweglichkeit. Sie schult deine Wahrnehmung und ist fester Bestandteil der Übungsprogramme in diesem Buch.

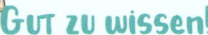

Gut zu wissen!

Der Atemvorgang dient als Transportsystem für den ganzen Körper. Mit der Einatmung gelangt Sauerstoff in jede einzelne Zelle und spendet Energie zum Leben. Im Yoga wird diese Energie auch als *Prana*, die Lebenskraft, bezeichnet. Mit der Ausatmung werden Kohlendioxid und Schadstoffe ausgeschieden. Der größte Atemmuskel ist das Zwerchfell. Es trennt den Brust- vom Bauchraum. Bei der Einatmung sinkt das Zwerchfell nach unten, um der Atemluft Raum zu verschaffen. Dabei bewegen sich die Bauchorgane physiologisch mit nach unten. Mit der Ausatmung wird der Brustkorb schmaler, die Rippen ziehen sich zusammen und das Zwerchfell und die Bauchorgane bewegen sich zurück an ihre Ausgangsposition. Während der Atmung agiert das Zwerchfell wie ein „Organmotor". Mit jedem Atemzug, also ca. 20.000 Mal am Tag, bewegt das Zwerchfell die Bauchorgane und ermöglicht eine gute Durchblutung und Funktionsweise. Fasziale Verklebungen werden verhindert. Durch eine flache Atmung, eine krumme Körperhaltung im Sitzen oder Narben im Bauchraum verliert sich diese Dynamik. Die Bauchorgane müssen mehr Arbeit leisten, um gut zu funktionieren. Der Körper richtet Kompensationsmechanismen als Versuch ein, die Organfunktion zu erhalten. Das klappt eine Zeitlang. Dauerhaft entstehen Schäden an den Bauchorganen, wie bei einer Maschine, die ständig hochtourig arbeiten muss, überhitzt und schließlich kaputtgeht.

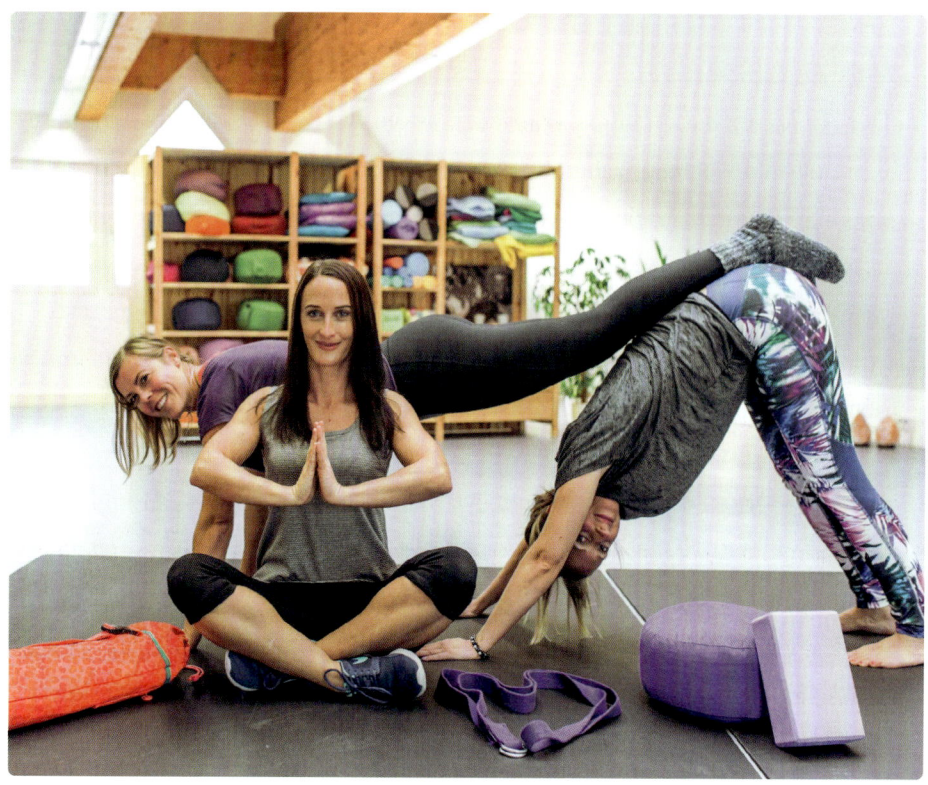

Bevor du startest – nützliche Hilfsmittel

Schalte vor dem Üben alle elektronischen Geräte in der Umgebung ab. Der Raum, in dem du üben möchtest, sollte gut durchgelüftet sein. Stell dir gutes Wasser zum Trinken bereit. Plan genug Zeit und Platz ein, um dich zu entfalten.

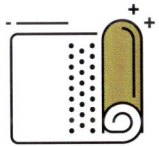

Die Matte

Eine rutschfeste Matte eignet sich gut zum Üben. Durch den Kontakt zu Haut und Gesicht empfehle ich eine Matte aus umweltfreundlichem Material, zum Beispiel Naturkautschuk. Matten gibt es in verschiedenen Breiten und Polsterungen. Eine Yogamatte ist zudem meist rutschfest.

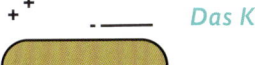

Das Kissen

Es gibt Kissen, die sich in der Höhe und Breite unterscheiden. Schwerpunktmäßig verwendet man das Kissen für den Kopf, als Unterlagerung für die Knie oder um darauf zu sitzen. Beim Sitzen sollte das Kissen nur als Unterstützung zur Aufrichtung der Wirbelsäule dienen. Setz dich aus diesem Grund nur auf den Rand des Kissens. Die Sitzbeinhöcker haben so genug Unterstützungsfläche und die Wirbel richten sich physiologisch auf. Wenn du dich auf dem Kissen „lümmelst", wird auch die Wirbelsäule krumm.

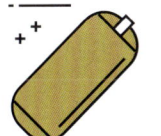

Das Bolster

Das Bolster ist mein persönliches Lieblingstool. Es findet vielerlei Verwendung als Lagerungsmittel. Es unterstützt uns dabei, tiefere Dehnpositionen zu erreichen. Wir nutzen es zum Beispiel bei der Übung *Der Schmetterling* im Basisprogramm. Das Bolster ist meist mit Kapok, den flaumigen Fasern aus den Samen des Kapokbaumes, oder Dinkelspelz gefüllt. Ein gutes Bolster gibt es schon ab dreißig Euro zu kaufen. Eine Anschaffung lohnt sich in jedem Fall!

Der Klotz

Der Klotz bietet in bestimmten Haltungen mehr Entlastung und Stabilität. Einen Klotz aus Kork oder Holz kann man zum Beispiel im Yogastore erwerben.

Faszienbälle

Zum Üben eignen sich zwei Faszienbälle in einem Netz besonders gut. Sie haben den Vorteil, dass man sie sowohl zur Mobilisation der Wirbelsäule verwenden kann, aber auch einzeln für gezielte Fasziendehnung der Organe oder Füße. Auch hier rate ich zu Naturmaterialien. Gerade bei der Mobilisation der Füße werden die Fußreflexzonen aktiviert und wird der ganze Körper beeinflusst. Ich glaube, dass künstliche Materialien hier eine negative Wirkung haben können. Die Bälle sollten nicht zu hart sein, aber auch nicht zu weich. Am besten probierst du verschiedene Faszienbälle aus und entscheidest dich für Bälle, mit denen du dich wohl fühlst. Zu empfehlen sind Faszienbälle aus Naturkautschuk, die in vielen verschiedenen Größen erhältlich sind.

Die Faszienrolle

Faszienrollen sind meist aus Hartschaum hergestellt und werden zur Selbstmassage und zum Ausrollen größerer Faszien eingesetzt. Mittlerweile gibt es viele unterschiedliche Modelle; sehr weiche Rollen, harte Rollen oder auch mit Noppen und Rillen für stärkere Massageeffekte. Lass dich in einem Sportgeschäft beraten. Hier ergibt sich auch die Möglichkeit, verschiedene Härtegrade der Faszienrollen zu testen. Wähle einen Härtegrad, den du beim Rollen deutlich spürst, der aber keine Schmerzen verursacht. Je nach Körpergröße und Breite sollte die Faszienrolle mindestens 30 cm lang sein, eher etwas länger.

Basics

Basisprogramm: Alles im Fluss!

D as Wahrnehmen des Ist-Zustands verrät viel über den momentanen Zustand der Bauchorgane. Je mehr Wissen du über deine Bauchorgane erlangst, desto mehr wird deine Motivation steigen, deine Organe zu schützen und sie gesund zu erhalten. Es ist spannend zu beobachten, wie schnell sich unser Wohlbefinden verbessert, wenn wir uns Gutes tun! Der Bauchraum reagiert zum Beispiel sofort positiv auf Entspannung. In einem entspannten Zustand können sich die Ein- und Ausgänge von Magen und Darm gut öffnen und schließen. Die Impulse dafür entstammen dem vegetativen Nervensystem. Die Verdauung verläuft ohne Verzögerung und es entstehen keine Giftstoffe durch zu lange Gärungsprozesse. Erst in einem entspannten Zustand nehmen wir wahr, wenn sich etwas verändert. Die Bauchorgane schicken uns recht schnell Warnsignale, wenn etwas nicht stimmt. In der ayurvedischen Medizin sind zum Beispiel Blähungen ein Frühsignal für eine beginnende Erkrankung im Dickdarmsystem, das behandelt wird, um ernste Erkrankungen zu verhindern. Mit etwas Übung wirst auch du bald Frühsignale wahrnehmen und sie den Bauchorganen zuordnen können. Du erlangst viel Wissen über die funktionelle und emotionale Wirkweise deiner Bauchorgane und wie du eigenverantwortlich auf Frühsignale reagieren kannst. Die Übungen aus dem Programm Alles im Fluss! bilden die Basis für eine gute Funktion deiner Bauchorgane. Sie führen dich heraus aus der starren Haltung des Alltags. Dadurch kann alles wieder fließen: Blut, Atemluft, Nervenimpulse und Körperflüssigkeiten. Die Faszien entfalten sich und helfen dir, aufgerichtet das Leben zu meistern!

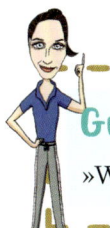

Gut zu wissen!

»Wenn alles im Fluss ist, ist der Körper gesund!« *Leitsatz aus der Osteopathie*

Beginn deine Übungspraxis immer mit einer kurzen Wahrnehmungs- und Entspannungsphase in einer ruhigen Umgebung. Die Symphysenatmung bietet sich als Entspannungstechnik an. Bestimme deinen Ist-Zustand. Wenn du dir Zeit nehmen kannst, starte mit dem Basisprogramm *Alles im Fluss!* und schließ ein Spezialprogramm für das Organ an, welches du unterstützen möchtest. Das Basisprogramm *Alles im Fluss!* schmeißt den Organmotor Zwerchfell an und aktiviert das Pfortadersystem. Das vegetative Nervensystem mit Parasympathikus, Sympathikus und dem Vagusnerv wird reguliert und formgebende Faszien entfalten und stabilisieren den Bauchraum. Alles fließt mit dem Ziel, dich gesund zu erhalten.

Das Basisprogramm in der Übersicht

1. Wahrnehmen: Schambeinatmung
2. Aktivieren: Nährstoffreiches Pfortadersystem
3. Mobilisieren: Bewegtes Zwerchfell
4. Regenerieren: Stressanfällige Ein- und Ausgänge des Bauchs
5. a) und b) Zwei Übungen zum Formen und Halten: Rücken- und Bauchfaszie

Basics

Wahrnehmen von unbewussten Körperaktivitäten

Sich selbst wahrzunehmen hilft, den Körper besser kennenzulernen. Du bekommst ein Gespür dafür, wie sich normale Körperfunktionen wie Herzschlag, Atmung und Muskelspannung anfühlen. Wenn du weißt, wie sich der Körper anfühlt, wenn er gesund ist, spürst du auch Unterschiede, wenn sich erste Krankheitssymptome anbahnen. Diese aufzuspüren und zu regulieren kann Krankheitsprozesse stoppen, bevor sie ihren Lauf nehmen.

1. Übung: Die Schambeinatmung

Leg dich bequem auf den Rücken. Die Augen sind geschlossen. Konzentrier dich auf den Körper, während die Atmung zur Ruhe kommt. Dabei bekommst du ein erstes Gefühl für die Qualität der Atmung und den Atemweg. Leg die Finger auf das Schambein. Versuch, die Atmung zu vertiefen. Kommt die Atembewegung unter den Fingern an? Zu Beginn der Übungspraxis kann es sein, dass die Atmung nur bis zum Bauchnabel oder vielleicht auch nur bis zum Brustbein spürbar ankommt. Mit regelmäßiger Praxis wird es gelingen, die Atmung zu vertiefen, bis die Bewegung unter dem Schambein spürbar wird. Die Übung ist beendet, wenn du ein Gefühl für die Atmung bekommen hast und dich bereit fühlst für die folgenden Übungen.

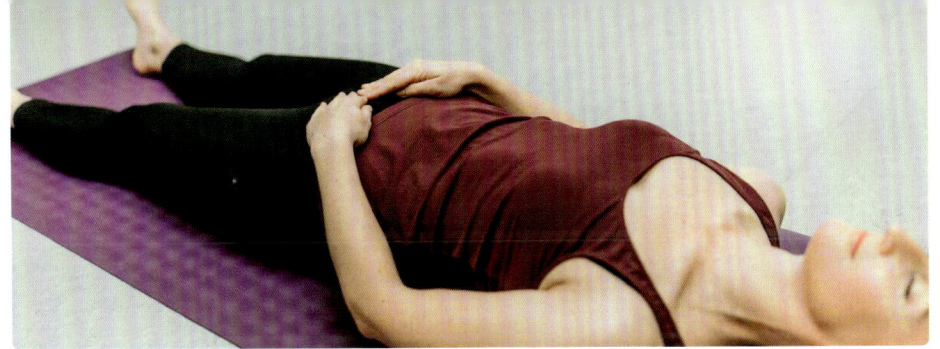

Was du bewirkst: Der Ist-Zustand kann wahrgenommen werden. Das Zwerchfell bewegt sich im vollen Ausmaß. Die Bauchorgane folgen der Bewegung des Zwerchfells.

Warum die Übung wichtig ist: Dir fällt auf, wenn sich der Zustand im Bauchraum verändert, Frühsymptome werden erkennbar. Verklebungen des Zwerchfells und der Bauchorgane lösen sich und die physiologische Beweglichkeit setzt ein. Dadurch werden Stoffwechselprozesse und die Organdurchblutung unterstützt. Entgiftungs- sowie Regenerationsprozesse beginnen.

Gut zu wissen!

Kleidung kann den Blutfluss im Bauchraum stauen. Ein BH mit steifen Bügeln und engen Trägern drückt auf die physiologischen Engstellen der Speiseröhre und auf wichtige Akupunkturpunkte des Lungen- und Dünndarmmeridians. Ein zu eng eingestellter BH kann das Durchatmen behindern und sogar Sodbrennen und Schulterschmerzen begünstigen. Eine zu enge Hose wirkt sich ungünstig auf die Tätigkeit des Darms und die Durchblutung im Bauchraum aus. Ich empfehle, während des Übens eine Hose und Socken mit weitem Saum zu tragen.

Basics

Aktivierung des Pfortadersystems

Das Pfortadersystem ist ein Kreislauf, der dem großen Blutkreislauf im Körper zwischengeschaltet ist. Der sogenannte „Pfortaderkreislauf" sammelt das venöse Blut der unpaaren Bauchorgane. Dieses Blut beinhaltet Abbauprodukte, Nährstoffe, Hormone und Zwischenprodukte von der Milz, dem Magen, der Bauchspeicheldrüse und dem Darm. Es wird der Leber zugeleitet, die alles, was sie braucht und verwerten kann, herausfiltert oder dem Körper wieder zuführt. Der Rest fließt von der Leber in die Ausleitungsorgane. Dort wird der „Abfall" ausgeschieden. Bei Blockierungen, Verwachsungen oder Engpässen kommt es zu einem Rückstau von Blut und Abfallprodukten in alle unpaaren Bauchorgane. Besonders gut sichtbar wird eine gestaute Leber. Durch den Volumenzuwachs hebt sie den rechten Rippenbogen dauerhaft in Einatemstellung.

2. Übung: Freier Fluss im Pfortadersystem

Stell die Füße in der Rückenlage auf. Die Arme liegen bequem neben dem Körper. Mit der Einatmung hebt sich das Becken nach oben in eine Brücke. Mit der Ausatmung stell die Füße auf die Außenkanten. Dabei bewegen sich die Knie automatisch mit nach außen. Mit der Einatmung schieb die Knie zueinander und drück sie leicht zusammen. Lös den Druck mit der Ausatmung und lass das Becken zurück zur Erde sinken. Mit der nächsten Einatmung beginnt die Übung von vorn. Nimm dir für die Beckendrainage drei Minuten Zeit.

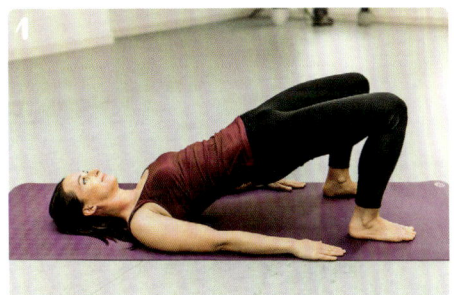
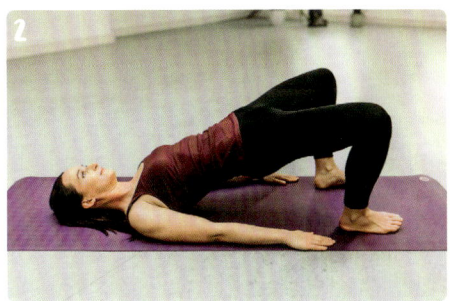
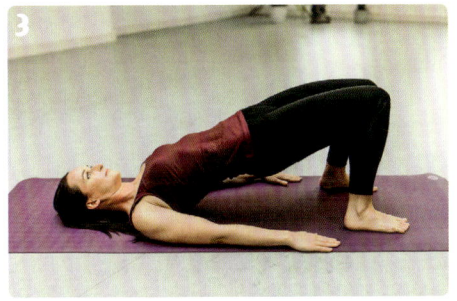
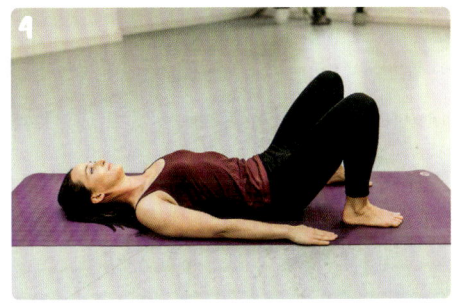

Was du bewirkst: Du aktivierst deinen gesamten Bauchraum – das Blutsystem, die Muskulatur, das fasziale System, die Beckenknochen, die Bauchorgane und die Atmung.

Warum das wichtig ist: Das nährstoffreiche Blut des Pfortadersystems kommt in ausreichender Menge bei der Leber an. Die Leber kann ihrer versorgenden und entgiftenden Tätigkeit optimal nachgehen. Das ganze Fließsystem des Körpers wird vitalisiert. Vielleicht erinnerst du dich an den Leitsatz der Osteopathie: Wenn alles im Fluss ist, ist der Mensch gesund!

Basics

Mobilisieren

Verknöcherungen in der Brustwirbelsäule, anhaftende Emotionen, sitzende Tätigkeit und Schlackenstoffe zwingen den Körper in eine krumme Haltung. Das Zwerchfell kann sich während der Atmung nicht in seinem vollen Umfang bewegen. Das hört sich vielleicht nicht alarmierend an. Stell dir jedoch vor, dass sich das Zwerchfell 20.000 Mal am Tag mit der Atmung bewegt. Ist dieser wichtige Atemmuskel fixiert, fehlen die Bewegungsimpulse für die Funktion der Bauchorgane und der Bauchraum verklebt. Daher starten wir in der Übungsreihe den „Organmotor" Zwerchfell, um positive Effekte für alle Bauchorgane zu erzielen.

3. Übung: Den „Organmotor" anschmeißen

Komm in einen bequemen, aufrechten Sitz. Gerne kannst du dich auf ein Kissen oder einen Block setzen oder den Rücken an einer Wand anlehnen. Fühl mit beiden Händen den Rippenbogen. Beug den Oberkörper etwas vor, sodass die Finger beider Hände mittig unter den Rippenbogen greifen können. Das kann zu Beginn etwas unangenehm sein. Mit der Einatmung richte den Oberkörper auf. Bleib für drei Atemzüge aufgerichtet. Danach beuge den Oberkörper mit der Ausatmung erneut und versetze die Finger weiter außen am Rippenbogen. Lass die Finger in das Gewebe sinken und richte dich mit der Einatmung wieder auf. Bleib für drei weitere Atemzüge aufgerichtet und lass dich danach mit der Ausatmung zurück

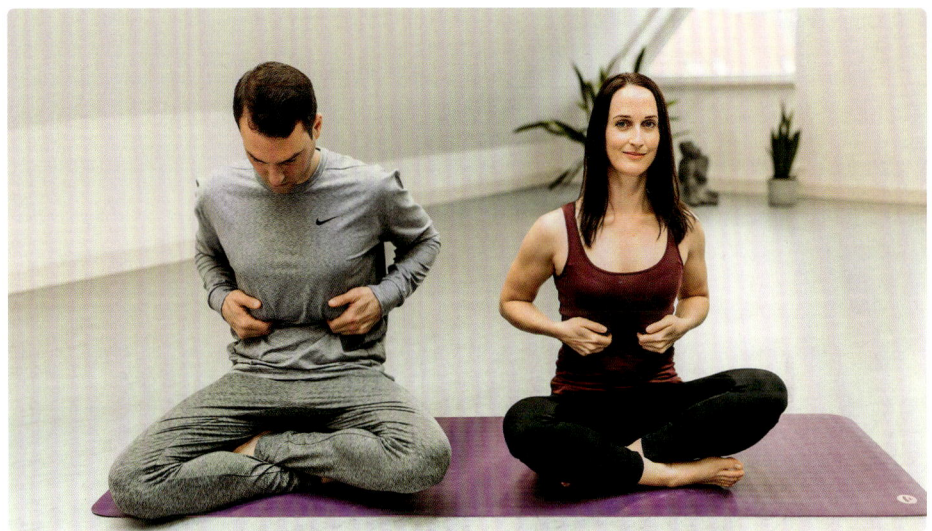

in die Beugung sinken. Führe die Übung genau so fort, bis du mit den Händen ganz außen am Rippenbogen angekommen bist. Nimm dir Zeit, um die Wirkung im Sitzen nachzuspüren.

Was du bewirkst: Das Zwerchfellgewebe wird mobilisiert, verklebte Faszien werden gelöst.

Warum das wichtig ist: Du spürst deutlich, dass sich Leber und Magen sofort besser bewegen können. Eine gute Zwerchfellmobilität kann die Bauchorgane optimal bewegen. Dadurch wird jedes Organ im Beckenraum durchblutet und mit Nährstoffen versorgt. Abfallprodukte können entsorgt werden.

Basics

Regenerieren

Andauernder Stress wirkt sich negativ auf das vegetative Nervensystem aus und bewirkt, dass sich die Ein- und Ausgänge von Magen und Darm nicht vollständig schließen oder öffnen lassen. Der Speisebrei kann entweder nicht abfließen und verbleibt gärend im Magen und Darm oder es kommt zu einem Rückfluss des Speisebreis mit Ansammlung von Toxinen. Daher gehört in das Basisprogramm unbedingt eine Übung, mit der wir das vegetative Nervensystem positiv beeinflussen können.

4. Übung: Dauerstress abbauen

Komm in den Knie- oder Schneidersitz. Die linke Hand liegt auf dem rechten Knie. Dreh den Oberkörper so weit wie möglich nach rechts. Der Kopf dreht mit. Stell die rechte Hand hinter dem Rücken auf die Erde. Der Rücken bleibt gerade. Unterstützend kannst du die rechte Hand auf einem Block ablegen, damit die Wirbelsäule gerade bleibt. Der Atem fließt in den Raum zwischen den Schulterblättern. Verweile für 10 bis 15 Atemzüge in der Drehung. Wiederhol die Übung für die andere Seite.

Was du bewirkst: Die Aktivität des Sympathikus wird gedämpft. Du kannst selbst Einfluss auf den Stresspegel nehmen und ihn runterregulieren. Durch das Mitbewegen der Halswirbelsäule dehnt sich sanft der Phrenikusnerv. Die Brustwirbelsäule wird in die Rotation mobilisiert und die Rippen entfalten sich.

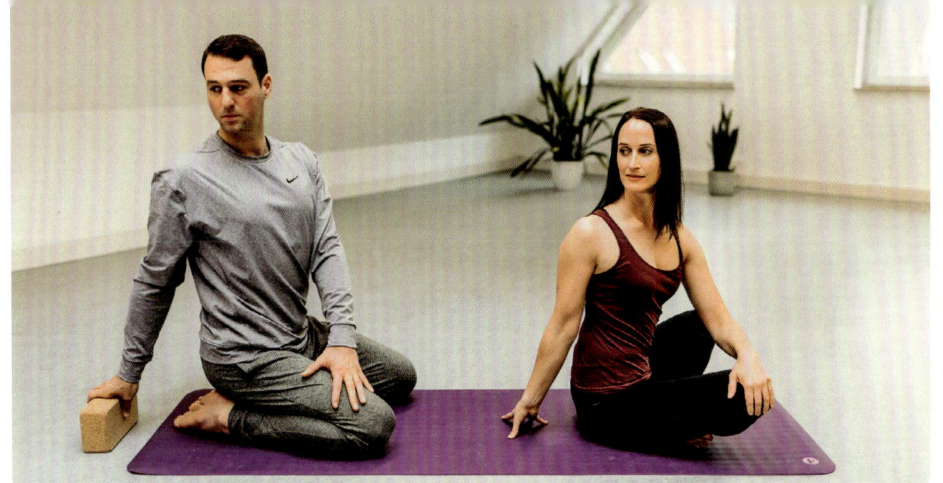

Warum das wichtig ist: Durch die Regulation des vegetativen Nervensystems und des Phrenikusnervs können die Ein- und Ausgänge des Magen-Darm-Trakts funktionieren. Der Speisebrei kann ungehindert bewegt und verstoffwechselt werden. Dadurch bleibt die Entgiftungsfunktion des Körpers erhalten und die Bauchorgane werden entlastet. Durch die Brustwirbelsäulenrotation werden Wirbelsäulensegmente mobilisiert, die mit den Bauchorganen verschaltet sind. So erreichst du indirekt auch einen wirksamen Impuls auf die entsprechenden Bauchorgane.

Gut zu wissen!

Jedes Wirbelsäulensegment ist über einen Nervenreflexbogen mit einem Organ verschaltet. In unserer Übung sind die Brustwirbelsäulensegmente des fünften bis zwölften Brustwirbels relevant. Durch die Drehung der Wirbelsäule und den Atemimpuls in den Raum zwischen die Schulterblätter erreichen wir vor allem die Reflexbögen von Magen, Milz, Bauchspeicheldrüse und Leber.

Basics

Formen und Halten

Die große Bauchfaszie hält die Bauchorgane am Platz. Dabei wird sie von der hinteren großen Rückenfaszie unterstützt. Jedes Organ wird unabhängig von den großen Faszien nochmals von feinen Faszien überzogen. Diese ähneln einem Spinnennetz und geben dem Organ die Form. Darüber hinaus sind sie eng in das Fließsystem des Körpers eingebunden und können sogar dabei helfen, Druck aus den Organen abzubauen.

5. Zwei Übungen zum Formen und Halten

Übung a) Der Schmetterling

Bleib sitzen. Das Bolster liegt längs mit einem kleinen Abstand an deinem Kreuzbein. Die Füße sind auf der Erde aufgestellt. Leg den Oberkörper bequem auf dem Bolster ab. Wenn die Dehnung zu intensiv ist, kannst du ein Kissen unter den Kopf legen. Die Arme liegen ausgebreitet neben dem Körper. Die Handflächen zeigen nach oben zum Himmel. Leg nun die Fußflächen aneinander, damit die Knie automatisch in „Schmetterlingsbeine" nach außen sinken können. Die Übung ist nach drei Minuten beendet. Natürlich kannst du immer vorzeitig aus der Dehnung herauskommen, wenn sie zu intensiv wird. Beim Aufrichten ins Sitzen unterstütz den Kopf mit einer Hand und komm über die Seite hoch.

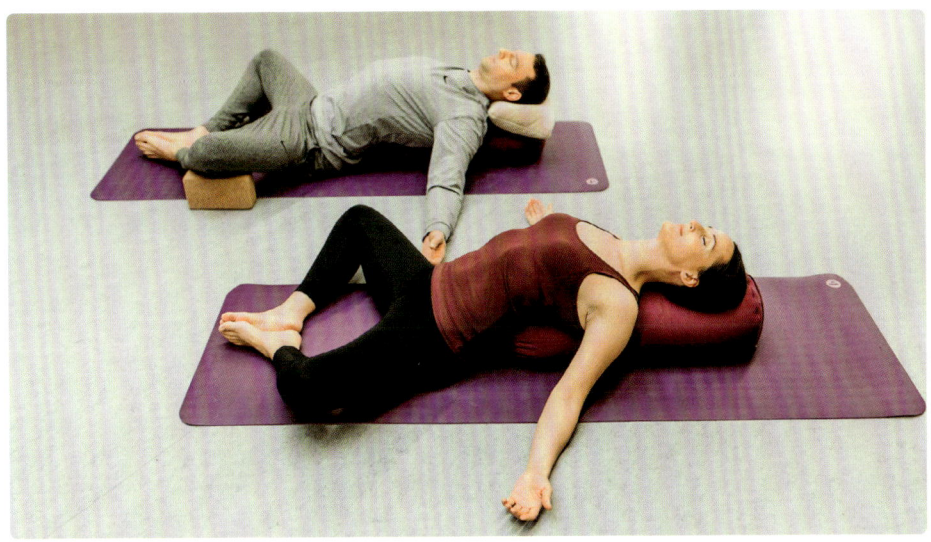

Was du bewirkst: Du dehnst die vordere Faszienkette. Der Bauch- und Brustraum öffnet sich. Es entsteht Platz für die Organe und das Zwerchfell kann sich ausdehnen.

Warum das wichtig ist: Die vordere Faszienkette wird während des Tages durch Alltagsbelastung stark beansprucht. Fehlt ausgleichende Bewegung, wird sie fest, zäh und kann verkleben. Dadurch entwickelt sie eine starke Kraft, die den Körper in eine krumme Haltung zwingt. Der Druck auf die Bauchorgane und Speiseröhre erhöht sich. Es entstehen Sodbrennen und Nahrungsmittelunverträglichkeit als Ausdruck von Organstress. Die Schmetterlings-Übung hilft, die vordere Faszie zu entfalten und die Beweglichkeit und Versorgung im Brust- und Bauchraum wiederherzustellen. Darüber hinaus können sich durch die Hüftöffnung anhaftende Emotionen lösen.

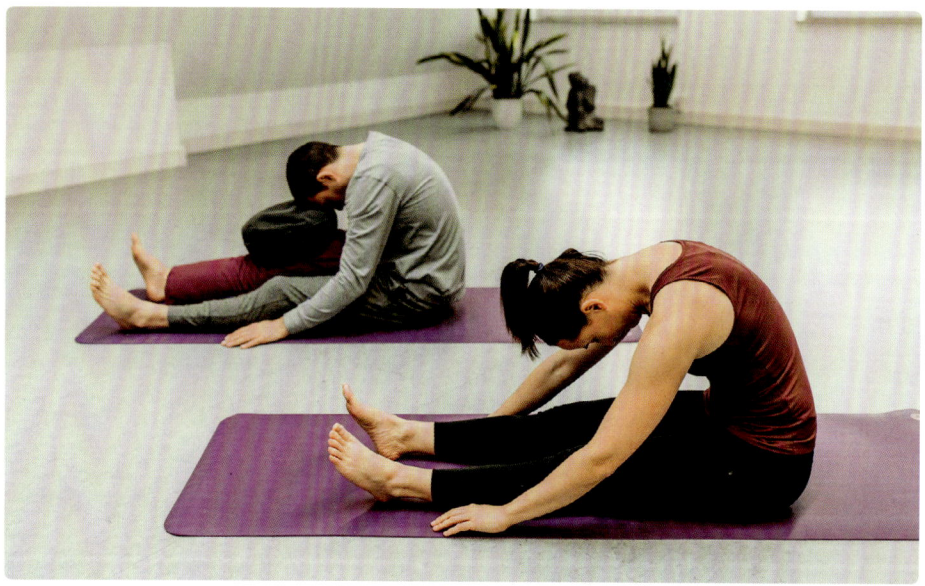

Übung b) Langer Sitz

Komm in den langen Sitz. Die Beine liegen eng aneinander und die Hände auf den Oberschenkeln. Schieb die Hände so weit nach vorn in Richtung Füße, wie es für dich angenehm ist. Der Oberkörper und die Halswirbelsäule mit dem Kopf werden rund. Die Schultern entspannen sich. Schließ die Augen. Gern kannst du den Oberkörper mit einem Bolster unterlagern, wenn die Dehnung zu intensiv ist oder du den Oberkörper nicht tief beugen kannst. Eine Dehnung auf der Beinrückseite sollte spürbar, aber nicht schmerzhaft sein. Wenn du die Übung beendest, roll dich Wirbel für Wirbel wieder in den Sitz auf und leg dich auf den Rücken. Die Übung kann bis zu fünf Minuten gehalten werden.

Was du bewirkst: Du entfaltest die gesamte rückseitige Faszienkette. Die Muskulatur des unteren Rückens entspannt sich, was einen Entspannungsimpuls auf den Dickdarm erlaubt. Die alltägliche Energie zum Leben wird vermehrt.

Warum das wichtig ist: Durch Zusammenpressen und Entfalten können sich die Bauchorgane mit Blut und Nährstoffen vollsaugen und gesund bleiben. Eine vitale Rückenfaszie kann Druck und Schmerzen im Becken- und Bauchbereich abbauen. Davon können besonders die Nieren profitieren, die, wie du später erfahren wirst, viel mit der Qualität der Lebensenergie zu tun haben. Wer ausreichend Energie besitzt, fühlt sich vital und kann den Herausforderungen des Lebens positiv begegnen.

So geht es weiter: Beende das Basisprogramm mit einer kurzen Entspannung am Ende. Du kannst die Symphysenatmung wiederholen, dich einfach kurz in die Rückenlage begeben und in dich hineinspüren oder eine Entspannungstechnik wählen, die du schon kennst und die dir gut bekommt. Die Entspannung am Ende eines Programms ist wichtig, damit der Körper die Impulse aufnehmen, sich neutralisieren und neu ausrichten kann. Durch die Neuausrichtung des Körper-Geist-Systems werden Erstreaktionen abgemildert. Wenn du mit einem Organ-Baustein weiterüben möchtest, kannst du diesen nahtlos an die letzte Übung des Basisprogramms, den langen Sitz, anschließen. Am Ende des Bausteins findest du jeweils eine passende thematische Entspannungstechnik.

Mein Tipp: Richtig essen!

Eigentlich ist gesunde Ernährung ganz einfach in den Alltag integrierbar, wenn man ein paar Grundregeln befolgt. Ich teile die Verdauung grob in zwei Arten ein. Die erste Art der Verdauung ist jedem bekannt. Ich nenne sie die äußere Verdauung. Alles, was oben reinkommt, kommt unten wieder raus. Die zweite Verdauungsart nenne ich die innere Verdauung. Damit meine ich alle Stoffwechselprozesse, die stattfinden, um den Körper aufzuräumen, Schlackenstoffe und Gifte abzubauen und Regenerationsprozesse zu aktivieren. Die meisten Prozesse der inneren Verdauung laufen ab, während wir schlafen. Von den Bauchorganen sind nachts vor allem die Gallenblase und die Leber aktiv, aber auch der Dickdarm. Wenn du gesund bleiben möchtest, musst du dem Körper genügend Zeit für die innere Verdauung einräumen. Eine Esspause von zwölf bis sechzehn Stunden zwischen Abendessen und Frühstück scheint hier besonders gute Ergebnisse zu erzielen.

Tagsüber hat vor allem die Bauchspeicheldrüse mit opulentem Lebensstil zu kämpfen. Ständiges und ungesundes Essen und Naschen überzuckert das Blut. Die Bauchspeicheldrüse übernimmt die Aufgabe, das Blut von Zucker zu befreien und den Zucker in die Zellen zu verteilen. Dafür produziert sie Insulin. Wenn die Bauchspeicheldrüse ständig Zucker verteilen muss, kann sie den anderen Aufgaben nicht mehr nachgehen. Darunter leidet zum Beispiel der Fettstoffwechsel. Daher ist es sinnvoll, auch tagsüber Esspausen einzuplanen. Ich empfehle, nur alle vier Stunden eine Mahlzeit zu sich zu nehmen.

Dazwischen wird gar nichts gegessen, nicht mal ein Keks! Denn auch ein kleiner Snack würde die Bauchspeicheldrüse und die übrigen Verdauungsorgane wieder anregen. Nimm dir genug Zeit zum Essen. Wenn du unter Zeitdruck und Stress bist, verschließen sich die Ein- und Ausgänge der Verdauungsorgane nicht vollständig oder haben Schwierigkeiten, sich – wegen eines angespannten Muskeltonus – zu öffnen. Nahrungsbrei verweilt über längere Zeit im Magen-Darm-Trakt und fängt an, vermehrt Giftstoffe zu bilden. Das stärkste Verdauungsfeuer lodert um die Mittagszeit. Die Zeit bietet sich daher für die Hauptmahlzeit des Tages an, und diese kann schwerer verdauliche Nahrung wie Rohkost und Salat enthalten. Das schwächste Verdauungsfeuer verzeichnen wir abends. Der Körper stellt sich schon auf die innere Verdauung ein. Die Abendmahlzeit sollte demnach gegen 19 Uhr beendet sein und aus etwas „Vorverdautem", wie zum Beispiel einer guten selbstgemachten Suppe, bestehen.

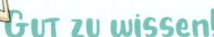

Gut zu wissen!

- Tagsüber Esspause von vier Stunden einhalten
- 12 bis 16 Stunden Pause zwischen Abendessen und Frühstück
- Hauptmahlzeit und Rohkost mittags essen
- Abends eignet sich Suppe, Brei und Wokgemüse
- Zeit nehmen und in Ruhe essen

Der Darm – vertrauen und loslassen

Im Basisprogramm **Alles im Fluss!** konntest du ausprobieren, wie die Übungen für dich wirken. Vielleicht hast du schon grob die Bewegung der Organe während der Symphysenatmung spüren können. Dein Verständnis für den Bauchraum wird klarer und ich lade dich in den folgenden Kapiteln ein, tiefer in die Anatomie und in das Seelenleben der einzelnen Bauchorgane einzutauchen. Vielleicht ist dir aufgefallen, dass es in der letzten Zeit viele neue Bücher und Dokumentationen über den Darm gibt und dieses faszinierende Organ momentan auch in der Schulmedizin einen Hype erlebt. Die Anatomie des Darms wird dir schon ein bisschen vertraut sein und mit Durchfall und Verstopfung kennst du schon zwei Symptome des Darms, die du selbst erlebt hast. Der Einstieg in die Welt der Bauchorgane über das Bekannteste, den Darm, macht es dir leicht, dich auf deine Bauchgefühle einzulassen.

Der Darm ist mit einer Fläche von zirka 300 Quadratmetern nicht nur das größte Bauchorgan, sondern er bietet auch einen wichtigen Lebensraum für 100 Billionen Bakterien. Er schließt als Zwölffingerdarm an den Magenausgang an und besteht vereinfacht gesagt aus den beiden Hauptteilen Dünndarm und Dickdarm. Der Dünndarm besteht aus 15 bis 16 Schlingen, die sich wie ein Gartenschlauch im Bauchraum aufrollen. In ihm wird die vorverdaute Nahrung weiter in beispielsweise Aminosäuren und Fettsäuren aufgespalten und über die Darmschleimhaut an das Blut weitergegeben. Laktobakterien sorgen hier durch die Produktion von Milchsäure für die

Stabilisierung des pH-Werts. Die kleinen Milchsäurebakterien sind zudem fester Be-standteil eines gut funktionierenden Immunsystems. Der restliche Speisebrei gelangt durch peristaltische Bewegung weiter in den Dickdarm. Bakterien des Dickdarms fer-mentieren die im Nahrungsbrei enthaltenen Ballaststoffe, welche den Zellen des Dickdarms als Nährstoffe dienen. Außerdem wird dem Speisebrei Wasser entzogen und es entsteht die feste Konsistenz des Stuhls. Alles, was der Darm nicht verwerten kann, wird so schließlich ausgeschieden. Zusammenfassend könnte man sagen, der Darm trennt und lässt los.

Gut zu wissen!

Nach der chinesischen Organuhr erreicht der Dünndarm die größte Ver-dauungskraft zwischen 13 und 15 Uhr. Diese Zeitspanne bietet sich für die Hauptmahlzeit des Tages an. Der Dickdarm erreicht seine Höchst-form morgens von 5 bis 7 Uhr. Wenn er über Nacht erfolgreich und un-gestört arbeiten konnte, präsentiert er das Ergebnis über gut geformten morgendlichen Stuhlgang.

Was nicht glücklich macht, kann weg!

Trennen und Loslassen passt auch für den emotionalen Aspekt des Darms. Wie schon erwähnt, ist es in vielen alternativen medizinischen Lehren, beispielsweise der Kinesiologie und der Traditionellen Chinesischen Medizin, selbstverständlich, dass die Organe Gefühle und Erlebnisse speichern können. Jedem Organ wird eine Emotion zugeschrieben. So wie der Darm den Speisebrei trennt und loslässt, so arbeitet er auch mit Gefühlen und Emotionen. Der Darm entscheidet, welche ankommenden Gefühle er verwerten möchte und welche überflüssigen Emotionen du loslassen kannst; ganz nach dem Motto: Was nicht glücklich macht, kann weg!

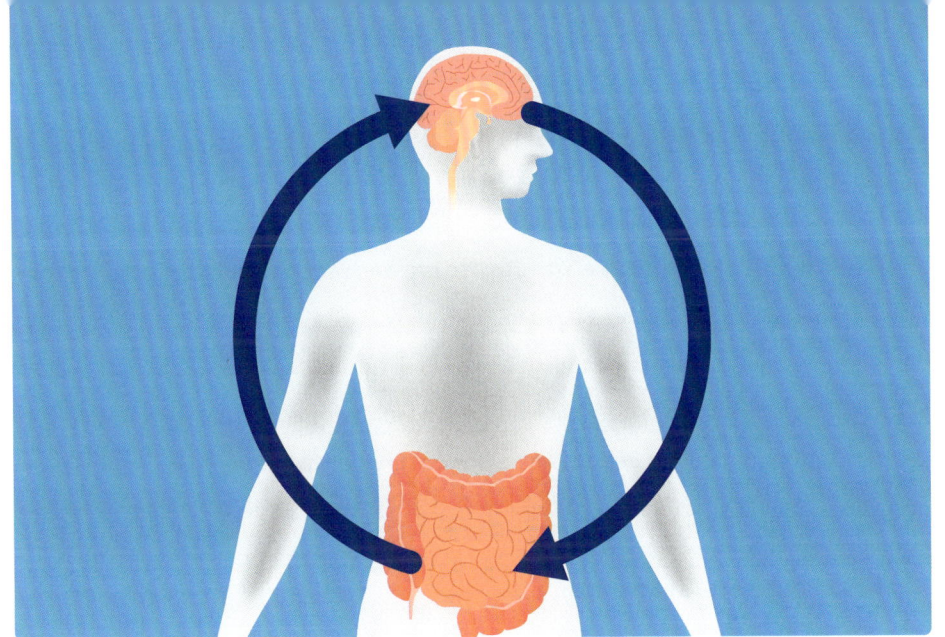

Die Voraussetzung für die Entscheidung, was weg kann und was behalten werden soll, basiert auf einem tiefen Vertrauen ins Leben. Dazu zählt auch, Kontrolle an eine höhere, vielleicht auch spirituelle Kraft abzugeben. Vielleicht belächelst du die Vorstellung, dass ausgerechnet der Darm über deine Gefühlswelt entscheiden kann. Neue wissenschaftliche Forschungen können bereits die Verbindung und Kooperation zwischen Darm und Gehirn nachweisen. Vielleicht ist in diesem Ansatz die Lösung für die Fähigkeit der Entscheidungskraft des Darms zu finden.

Gut zu wissen!

Ein vitaler Darm mit einer ausgewogenen Darmflora kann sich gut von Gefühlen trennen. Es gelingt ganz leicht, dem Fluss des Lebens zu vertrauen. Man verspürt Lebensfreude und fühlt sich wie vom Leben getragen.

Der Darm - vertrauen und loslassen

In der *ayurvedischen Medizin* wird eine der ersten Fragen des Arztes an dich sein, wie die Konsistenz des Stuhlgangs am Morgen war. Bekommt er als Antwort, dass der Stuhlgang sehr fest und trocken gewesen ist oder dass der Stuhlgang wegen Verstopfung schmerzhaft oder nicht möglich war, wird er nicht nur nach den Essgewohnheiten und deiner Lebensweise fragen. Er analysiert auch das Gefühlsleben und wird dich dazu befragen, an was du festhältst oder worüber du die Kontrolle behalten willst.

Durchfall kann ein Hinweis für eine Dysbiose – also ein unausgewogenes Verhältnis der Bakterien im Dick- oder Dünndarm – sein. Es kann aber auch der Wunsch bestehen, die Verantwortung für das eigene Leben lieber an andere abgeben zu wollen. Vielleicht kannst du auch nach versteckten Versagensängsten suchen, die Durchfall verursachen können. Typisch ist hier zum Beispiel der Drang, immer zur Toilette zu müssen, wenn eine Prüfung ansteht.

Der Verlust eines geliebten Menschen oder Tiers ist immer ein einschneidendes Trauma im eigenen Leben. Die Loslösung und Trennung von diesem geliebten Wesen gehört zu den komplexesten und schwierigsten Aufgaben des Darms. Es kann Jahre in Anspruch nehmen, bis die Loslösung gelingt. In dieser Zeit auftretende chronische Darmsymptome zeigen, dass noch Abnabelungsprozesse durchlaufen werden und die Verarbeitung der Trennung Zeit braucht.

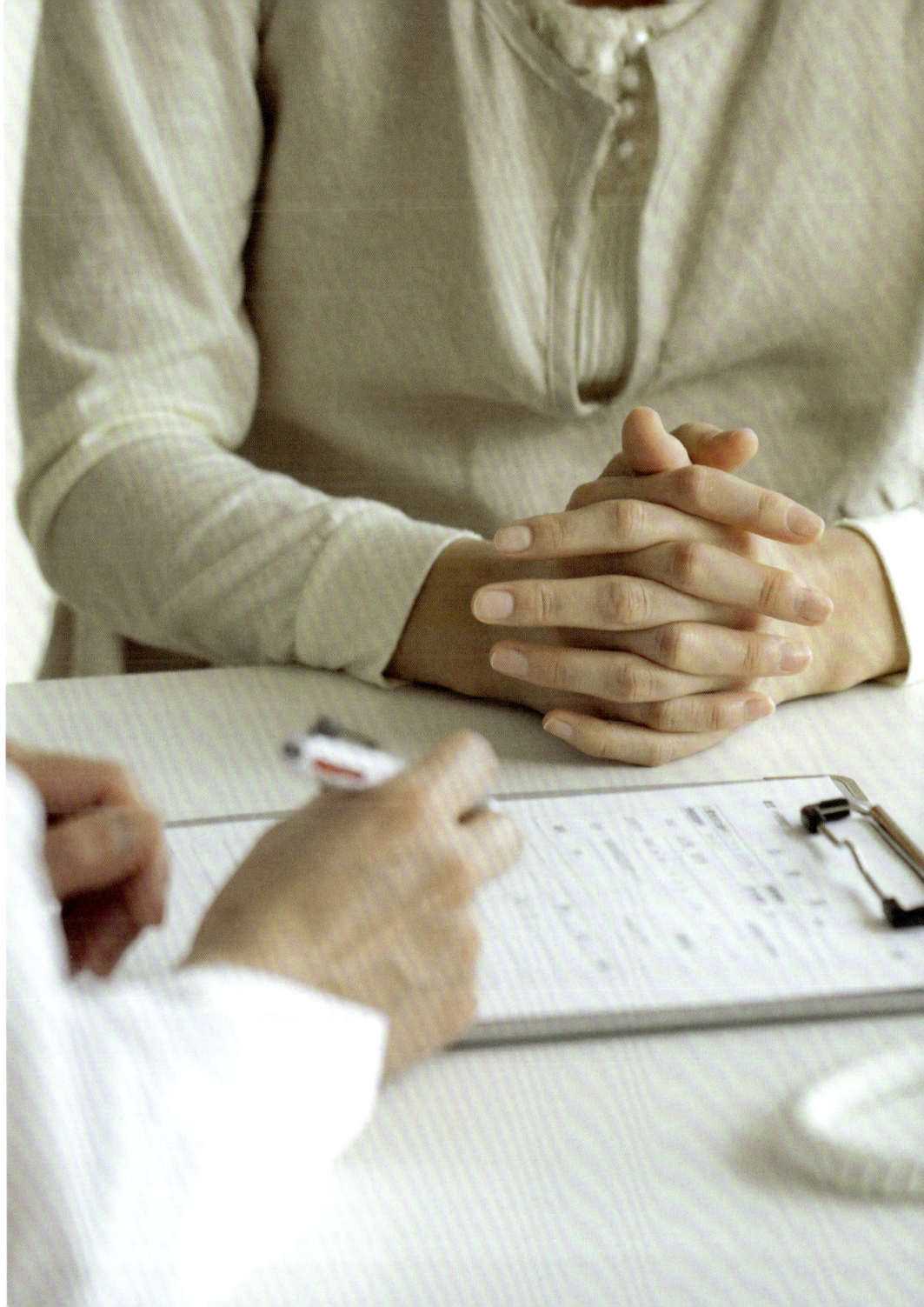

Der Darm – vertrauen und loslassen

Rückgrat

Mit Rückgrat ist umgangssprachlich die Wirbelsäule gemeint. Sie gibt uns Halt in der Aufrichtung und ist durch die Wirbel gleichwohl biegsam. Der Volksmund beschreibt mit Rückgrat auch Charakterstärke, Geradlinigkeit, Courage und Prinzipientreue; alles Eigenschaften, die durch die Grundgefühle des Darms, Vertrauen und Kontrolle, aufgebaut werden können. Aber was hat die Wirbelsäule mit unserem Bauchorgan Darm zu tun? Ziemlich viel, denn der Darm bestimmt durch seine Lage und Aufhängung im Bauchraum mit, wie gut sich der Körper aufrichten kann. Der Darm ist durch Bänder, Mesenterien, Fett- und Fasziengewebe an der hinteren und vorderen Bauchwand befestigt. Die Bauchmuskeln, der Lendenmuskel und der Beckenboden, aber auch Nachbarorgane, betten den Darm so ein, als ob er in einer Schale ruhen würde. Die Aufhängung und Stützung verhindert ein Abrutschen des Darms ins Becken. Der Darm schmiegt sich an den Lendenmuskel Iliopsoas an. Der große und starke Muskel besteht aus drei Anteilen. Er hat seinen Ansatz an der oberen Lendenwirbelsäule und in der Nähe des Hüftgelenks. Besonders seine Anteile Psoas major (großer Lendenmuskel) und Iliacus (Darmbeinmuskel) dienen der Aufrichtung und Stabilisierung der Wirbelsäule. Ein gesunder und gut funktionierender Darm bewirkt zusammen mit dem Lendenmuskel die Aufrichtung der Wirbelsäule.

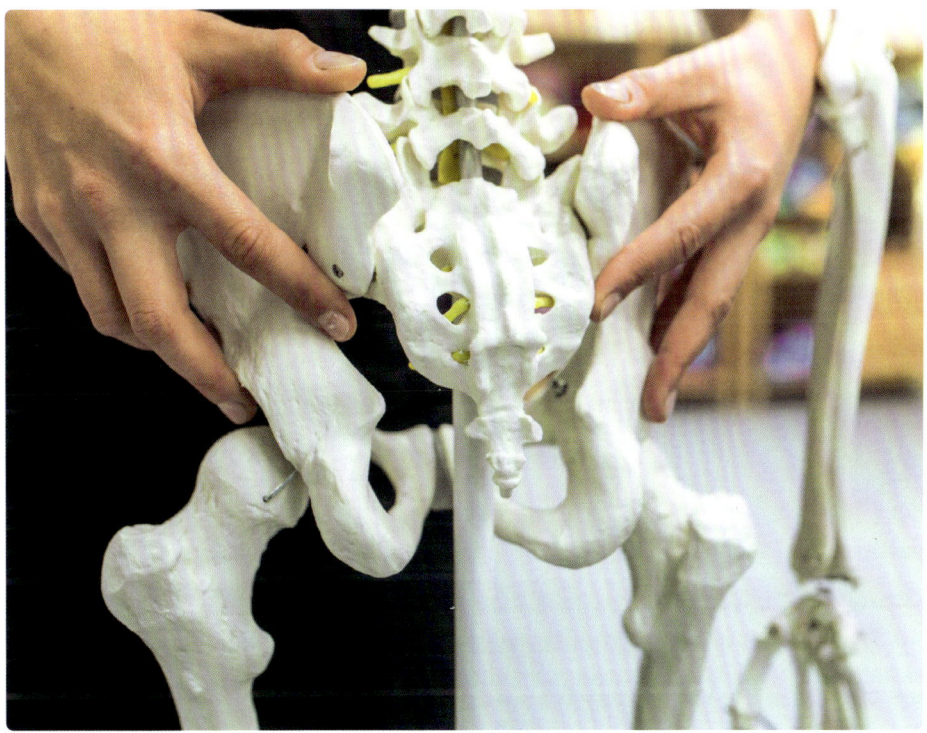

Nehmen wir mal an, wir ernährten uns hauptsächlich von Fastfood, hätten Stress, äßen zu viel und zu spät, säßen die meiste Zeit und bewegten uns kaum; das entspricht ungefähr dem Lebensstandard der heutigen Zeit. Was geschieht dann mit dem Darm und der Wirbelsäule? Der Dünndarm wird durch das viele Essen zu schwer, verstopft und zieht an seiner Aufhängung an der oberen Lendenwirbelsäule. Dadurch verformt sich der obere Teil der Lendenwirbelsäule in ein Hohlkreuz. Das irritiert auch das Nervengeflecht der Lendenwirbelsäule und kann

Schmerzen bis in die Hüftgelenke verursachen. Weil wir ständig essen und meistens unter Zeitdruck, schließen die Ein- und Ausgänge des Verdauungstrakts nicht mehr richtig. Der Nahrungsbrei gärt zu lange, Giftstoffe entstehen und die Darmwand wird zu durchlässig. Dadurch entwickeln sich Entzündungen. Die Giftstoffe werden von den umliegenden Faszien und der Leber aufgenommen. Insbesondere die Faszie des Lendenmuskels und die große lumbale Rückenfaszie reagieren auf den vermehrten Körpermüll mit Verklebung. Das Becken wird nach vorn gezogen. Der Druck auf den fünften Lendenwirbel wird stärker, die Iliosakralgelenke – die Gelenkverbindungen zwischen Becken und Wirbelsäule hinter dem großen Po-Muskel – können blockieren und die verklebten Faszien verdeutlichen ihren Unmut in einem körperlichen Gefühl „im Rücken durchzubrechen". Das gesamte Rückgrat verliert seine Stabilität und verkrümmt sich nach vorn. Das spiegelt sich auch in der Ausstrahlung wider: Die selbstbewusste Aufrichtung wandelt sich zu einem gebeugten Gefühl von Verlust der Kontrolle, Selbstzweifel und Mutlosigkeit. Ein überlasteter Darm vermag also die gesamte Körperstatik zu verändern. Chemische Prozesse, muskuläre Verspannungen, blockierte Gelenke und verklebte Faszien sind nur einige zu nennende Folgen eines instabilen Darmmilieus. Das stabile Rückgrat, das Aufrichtung, Vertrauen und Kontrolle im Leben ermöglicht, sinkt in eine gebeugte Haltung und lässt Mutlosigkeit und Selbstzweifel entstehen.

Frühsymptome des Darms

Wenn du dich mit diesem Kapitel intensiv beschäftigt hast, kennst du dich schon gut mit der grundlegenden Anatomie des Darms aus. Auch für den Ansatz des Gefühlslebens der Bauchorgane bist du offener geworden. Es gelingt immer besser, den Alltag einen Moment lang auszublenden und die Aufmerksamkeit auf das eigene Befinden zu lenken; ein kurzer, aber effektiver Selbstcheck. Nach dem Essen spürst du, wie es dir bekommt und ob es den Darm aufbläht. Nicht bekömmliche Nahrungsmittel streichst du unterbewusst aus deinem Speiseplan. Deine Intuition, also das Bauchgefühl, ist sensibler geworden und du nimmst deutlicher als zuvor wahr, was gut für dich ist und was dir nicht bekommt. An diesem Punkt möchte ich mit dir gern tiefer in die Philosophie der ayurvedischen Medizin eintauchen. Dieser zufolge ist es die Aufgabe des Arztes, die Gesundheit zu erhalten. Die Menschen gehen zum Arzt, bevor eine Krankheit ausbricht. Um zu erkennen, dass eine Krankheit entstehen könnte, ist es wichtig, Frühsymptome überhaupt wahrzunehmen und gut über sie Bescheid zu wissen. Das bedeutet vor allem, die gefühlten Symptome dem Körper-Geist-System zuordnen zu können.

Der Darm – vertrauen und loslassen

Mein ayurvedischer Lehrer lehrte mich, dass Blähungen im Darm das erste Zeichen für eine entstehende Krebserkrankung sein kann. Es fasziniert mich nach wie vor, wie früh die *ayurvedische Medizin* ansetzt, Krankheiten zu verhindern. Fast jeder in der westlichen Welt hat ab und zu Blähungen. Das Bewusstsein für den Körper und vor allem für die Organe ist aber so abgestumpft, dass wir dieses frühe Alarmsymptom kaum registrieren. Dabei ist das Wahrnehmen der Frühsymptome tief in unserem Instinkt verankert und war früher lebenswichtig für den Erhalt des Lebens. Durch das Trainieren der Selbstwahrnehmung erkennst du die Alarmzeichen des Darms frühzeitig. Die folgende Tabelle hilft dir, die wahrgenommenen Symptome den einzelnen Darmabschnitten richtig zuzuordnen.

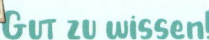

Gut zu wissen!

Erste Hilfe

- Bei Bauchkrämpfen hilft Wärme, die verkrampfte Muskulatur zu lösen und ein geborgenes Gefühl zu vermitteln.
- Gute Ballaststoffe in Gemüse, Flohsamenschalen, Kartoffeln und Bohnen stärken die Dickdarmwand.
- Die Reduktion von Zucker und kurzkettigen Kohlehydraten entbläht den Darmtrakt.
- Eiweißdiäten eignen sich nicht für den Dünndarm!

Frühsymptome im gesamten Darm

• Aufgeblähter, nach vorn gewölbter Bauch

• Durchfall

• Verstopfung

• Häufige oder immer wiederkehrende Infekte

• Schmerzen in der oberen Halswirbelsäule

Der Darm wird zu schwer. Die Darmwand verändert sich entzündlich und wird zu durchlässig. Wichtige Nährstoffe können nicht aufgenommen werden. Stattdessen entstehen vermehrt Giftstoffe, die von der Leber abgebaut werden müssen. Die Bakterienflora verschiebt sich und wirkt sich negativ auf das Immunsystem aus.

Frühsymptome im Zwölffingerdarm

• Krampfartige Blähungen

• Schmerzen in den Leisten

• Schmerzen, die sich wie eine Hüftarthrose anfühlen

Der Zwölffingerdarm bedient sich der Leber als eine Art „Abflussrohr". Die Flüssigkeiten stauen sich jetzt auch in der Leber.

Der Darm – vertrauen und loslassen

Frühsymptome im Dünndarm

• Schmerzen in der Bauchmitte

• Blähgefühl und Winde

• Nahrungsmittelunverträglichkeiten

• Ständiges Reden und sich mitteilen wollen

• Verstärkte Lordose in der oberen Lendenwirbelsäule

Der Dünndarm zieht an der oberen Aufhängung an der Lendenwirbelsäule und verformt diese in ein Hohlkreuz. Die vermehrte Durchlässigkeit der Darmwand schwächt das Immunsystem.

Frühsymptome im Dickdarm

• Reizdarm

• Dumpfer Schmerz oder Durchbrechgefühl im unteren Rücken

• Häufige Blockierungen der Iliosakralgelenke

• Bandscheibenvorfall im Segment L4/L5

• Hautallergien

Besonders die großen Faszien und der fünfte Lendenwirbel sind betroffen. Als Versuch, die vermehrten Giftstoffe zu eliminieren, verkürzen und verkleben sie. Die Kraft der Faszien zieht am Becken und der unteren Wirbelsäule.

Untersuchung	Ergebnis	Einheit	Vorwert	Referenzbereich/ Nachweisgrenze
Magen-Darm-Diagnostik				
Florastatus:				
Stuhl pH-Wert	5,7			5,5 - 6,5
Fäulnisflora (Proteolytische Flora):				
Escherichia coli	1 x 10^7	KBE/g Stuhl		1x10^6 - 9x10^7
Proteus species	<1 x 10^4	KBE/g Stuhl		< 1x10^4
Klebsiella species	<1 x 10^4	KBE/g Stuhl		< 1x10^4
Enterobacter species	<1 x 10^4	KBE/g Stuhl		< 1x10^4
Hafnia alveii	<1 x 10^4	KBE/g Stuhl		< 1x10^4
Serratia species	<1 x 10^4	KBE/g Stuhl		< 1x10^4
Providencia species	<1 x 10^4	KBE/g Stuhl		< 1x10^4
Morganella morganii	<1 x 10^4	KBE/g Stuhl		< 1x10^4
Kluyvera species	<1 x 10^4	KBE/g Stuhl		< 1x10^4
Citrobacter species	<1 x 10^4	KBE/g Stuhl		< 1x10^4
Pseudomonas species	<1 x 10^4	KBE/g Stuhl		< 1x10^4
Clostridium species	1 x 10^7	KBE/g Stuhl		< 1x10^6
Clostridium difficile	negativ			negativ

Bei einem negativen Ergebnis kann eine mögliche Infektion mit Clostridium difficile nicht sicher ausgeschlossen werden. Dies kann durch die intermittierende Ausscheidung des Erregers verursacht sein. Bei entsprechendem klinischen Verdacht wird eine Kontrolluntersuchung und die Bestimmung des GDH-spezifischen Antigens und des Toxins A/B empfohlen.

〉〉〉〉〉 Exkurs: Stuhlprobe Bitte!

In der *ayurvedischen Medizin* ist die tägliche morgendliche Analyse des Stuhls Bestandteil der Diagnostik. Sie gibt einen schnellen Überblick über die Darmfunktion und ermöglicht effizientes Handeln, wenn sich Auffälligkeiten zeigen. In der westlichen Welt ist der Gedanke, sich näher mit dem Stuhl zu befassen, noch immer befremdlich. Dabei könnte ein Blick in die Toilette tatsächlich einen guten Start in den Tag bedeuten. Die Farbe des Stuhls verrät beispielsweise, welcher Verdauungsabschnitt mehr Unterstützung bräuchte. Die Konsistenz des Stuhls gibt dazu Informationen über den Gemütszustand, bevor du ihn selbst registriert hast. Normalerweise ist der Kot wohlgeformt und von mittlerer Konsistenz. Er hat erdbraune Farbe und keine erkennbaren Nahrungsrückstände. Das Ablassen von Stuhl ist schmerzfrei und mit wenig Anstrengung verbunden. Trifft das nicht auf deine Stuhlprobe zu, kannst du präventiv den Darm mit guten Ballaststoffen und den Nahrungsrichtlinien aus dem ersten Kapitel unterstützen und aufbauen.

Der Darm - vertrauen und loslassen

Die harte Stuhlprobe

Die morgendliche Stuhlprobe ist hart, wie Hasenkötel. Es fällt schwer oder schmerzt sogar, Stuhl abzugeben.

Mögliche Ursache: Der Darm ist verstopft und der Kot staut sich im Verdauungstrakt. Insgesamt fehlt Flüssigkeit.

Möglicher emotionaler Hintergrund: Du durchlebst eine Zeit, in der es schwerfällt, Dinge oder Gefühle loszulassen.

Start in den Tag: Trink mehr warmes Wasser. Massiere den Bauch. Nimm dir vor, dich während des Tages mehr zu bewegen. Mach dir Notizen von den Dingen, die du nicht loslassen kannst. Werde dir bewusst, warum du diese Dinge behalten möchtest. Gibt es vielleicht doch eine Möglichkeit, dass du Abschied nehmen kannst?

Die wechselhafte Stuhlprobe

Über mehrere Tage ist dir aufgefallen, dass der Stuhl mal sehr hart und mal sehr weich ist und manchmal sogar Blutbeimengungen hat.

Mögliche Ursache: Es gibt eine Engstelle im linken Dickdarmabschnitt. Vielleicht hast du auch einen Reizdarm.

Mögliche emotionale Hintergründe: Deine Gefühlswelt ist zurzeit von Turbulenzen geprägt.

Start in den Tag: Blut im Stuhl sollte immer von einem Arzt untersucht werden!

Die helle oder grüne Stuhlprobe

Der Stuhl sieht anhaltend hell oder grün aus, ist hart und riecht etwas säuerlich?

Mögliche Ursache: Die Verdauungskraft der Gallenblase ist eingeschränkt.

Mögliche emotionale Hintergründe: Wut, Frustration und Ärger haben sich aufgestaut. Vielleicht grübelst du auch vor dem Schlafengehen sehr viel.

Start in den Tag: Gang zum Arzt, um eine Gallensteinbildung auszuschließen. Änderung im Berufs-/Familienleben einleiten. Du solltest Arbeiten bis tief in die Nacht vermeiden.

Die Durchfall-Stuhlprobe

Der Stuhl ist sehr, sehr flüssig. Symptome wie Schwindel und Kreislaufprobleme können hinzukommen.

Mögliche Ursache: Der Dickdarm scheint durch übermäßige Gärung von Kohlenhydraten überlastet. Auch an andere Abschnitte des Verdauungstrakts ist zu denken.

Mögliche emotionale Hintergründe: Dich könnten Versagensängste plagen. Möglicherweise würdest du gern viel der Verantwortung, die du trägst, abgeben.

Start in den Tag: Ein Frühstück aus vielen wertvollen Ballaststoffen und Spurenelementen hilft, verloren gegangene Elektrolyte und Mineralien wieder aufzufüllen. Achte während des Tages auf eine gute Flüssigkeitszufuhr und befasse dich konstruktiv mit deiner Angst. Gibt es eine Person, der du dich anvertrauen kannst?

Der Darm – vertrauen und loslassen

Die explosive Stuhlprobe

Der Darm entleert sich wie eine knallende, spritzige Explosion! Nach dem Stuhl-
gang muss die Toilette gesäubert werden, denn alles ist besprenkelt.
Mögliche Ursache: Fruktoseintoleranz. Fruchtzucker scheint dir nicht zu bekommen.
Mögliche emotionale Hintergründe: Nicht bekannt.
Start in den Tag: Vermeide Obst, bis du einen Atemtest beim Arzt oder Heilprak-
tiker gemacht hast und eine Fruktoseintoleranz sicher ausschließen kannst.

Die grobe Stuhlprobe

In der Stuhlprobe befinden sich unverdaute Nahrungsbestandteile wie beispielsweise ganze Maiskörner oder Nusskerne.
Mögliche Ursache: Die Magen- oder Zwölffingerdarmschleimhaut ist angegriffen
oder durchlässig. Wertvolle Nährstoffe können nicht vollständig aus der Nahrung
resorbiert und aufgenommen werden.
Mögliche emotionale Hintergründe: Vielleicht machst du dir momentan viel Sorgen
oder kämpfst mit akutem Stress.
Start in den Tag: Dein Frühstück sollte breiig, also quasi schon vorverdaut sein. Be-
folge die Ernährungshinweise in diesem Buch und verhilf auch der Milz zu mehr
Kraft! Überleg, wie akute Stresssituationen entschärft werden können.

Die fettige Stuhlprobe

Die Stuhlfarbe ist eher blass oder gelblich. Die Konsistenz ist etwas schaumig oder fettig.

Mögliche Ursache: Die Bauchspeicheldrüse kann nicht richtig arbeiten.

Mögliche emotionale Hintergründe: Deine starke innere Mitte ist dir verloren gegangen. Vielleicht kannst du Trauer nicht annehmen.

Start in den Tag: Die Ursachen müssen von einem Arzt abgeklärt werden.

Die aufgeführten Stuhlproben sollen dir nur eine Idee geben. Grundsätzlich gilt, dass sich ein Arztbesuch bei langanhaltenden Veränderungen (über einige Tage) nicht vermeiden lässt. Blutbeimengungen müssen immer und schnell von einem Arzt abgeklärt werden. Blut im Stuhl kann harmlos sein und beispielsweise durch eine Beimengung durch Menstruationsblut oder einer Hämorrhoide entstehen. Es können jedoch auch ernste Erkrankungen dahinterstehen. Zögere den Arztbesuch nicht heraus, wenn Blut in der Stuhlprobe erkennbar ist. Wenn du den aktuellen Bakterienstatus genauer unter die Lupe nehmen willst, lass einen Florastatus anfertigen. Die Gabe von gezielten Bakterienstämmen baut den Darm von innen heraus wieder auf.

Der Darm – vertrauen und loslassen

Hilfe aus der Schulmedizin

*D*ie Schulmedizin hat ihre Stärke in den bildgebenden Verfahren. Die Motivation zur Veränderung steigt, wenn man schwarz auf weiß, beispielsweise durch Laboruntersuchungen, erkennen kann, wie die Bauchorgane individuell arbeiten. Bei Frühsymptomen, wie Blähungen, Völlegefühl und schwächelndem Immunsystem, ist es interessant zu erfahren, wie der Florateppich im Darm zusammengesetzt ist. Der gesamte Darm ist von mehr als 100 Billionen Bakterien besiedelt. Jedes der Darmbakterien weiß, in welchen Darmabschnitt es gehört. Die Mehrheit der Bakterien ist im Dickdarm angesiedelt, zum Beispiel das Bifidobacterium bifidum. Im Dünndarm finden sich vor allem Laktobazillen. Sie produzieren Milchsäure und erhalten den pH-Wert für ihren Lebensraum. Optimal für die Darmgesundheit und ein stabiles Immunsystem ist eine perfekte Zusammensetzung des Darmflorateppichs aus Bakterien. Ungesunde Ernährungsweise, Stress, Fremdkeimbesiedelung beispielsweise nach einer Blasenentzündung oder latente Entzündungsvorgänge bringen das Milieu der Darmbakterien durcheinander und verschieben den pH-Wert. Von der einen Sorte Bakterien sind plötzlich zu viele da, von der anderen Sorte gibt es zu wenig.

Die Zusammensetzung der Bakterien spielt nicht nur für das Immunsystem eine wichtige Rolle. Sie offenbart auch, ob du ein guter Kostverwerter bist und Erfolge beim Abnehmen erzielen kannst. Einen ersten Überblick über die Darmflora, also die Zusammensetzung der verschiedenen Darmbakterien, erhältst du über eine Stuhlprobe. Im medizinischen Labor wird die Zusammensetzung der Darmflora analysiert. Ich empfehle dir dazu, die Stuhlprobe auf *Candida* (Schimmelpilze) und Parasiten testen zu lassen. Bei häufigen Magenschmerzen ist die Ausschlussdiagnostik von *Helicobacter pylori* nennenswert. Wenn du schon dabei bist, lass testen, ob sich Blut in der Stuhlprobe befindet. Der Florastatus wird über das Labor vom Hausarzt oder dem Heilpraktiker getestet. Dein Behandler bespricht mit dir den Befund und gibt eine gezielte Empfehlung bezüglich Medikamente, Prä- und Probiotika.

Gut zu wissen!

Antibiotika wirken wie ein Tsunami, der über den empfindlichen Floratteppich des Darms fegt. Nicht nur die Krankheitserreger werden vernichtet, sondern auch ganze Stämme der „guten" Darmbakterien. Aus diesem Grund sollten Antibiotika nur gezielt verschrieben werden und nur dann, wenn es unbedingt notwendig ist. Informiere dich bei einem Arzt, ob es Alternativen für dich gibt. Bei einigen Beschwerden reicht die antibiotische Wirkung von natürlichen Pflanzenwirkstoffen aus. Ingwer, Honig und der chinesische Reishipilz zählen dazu.

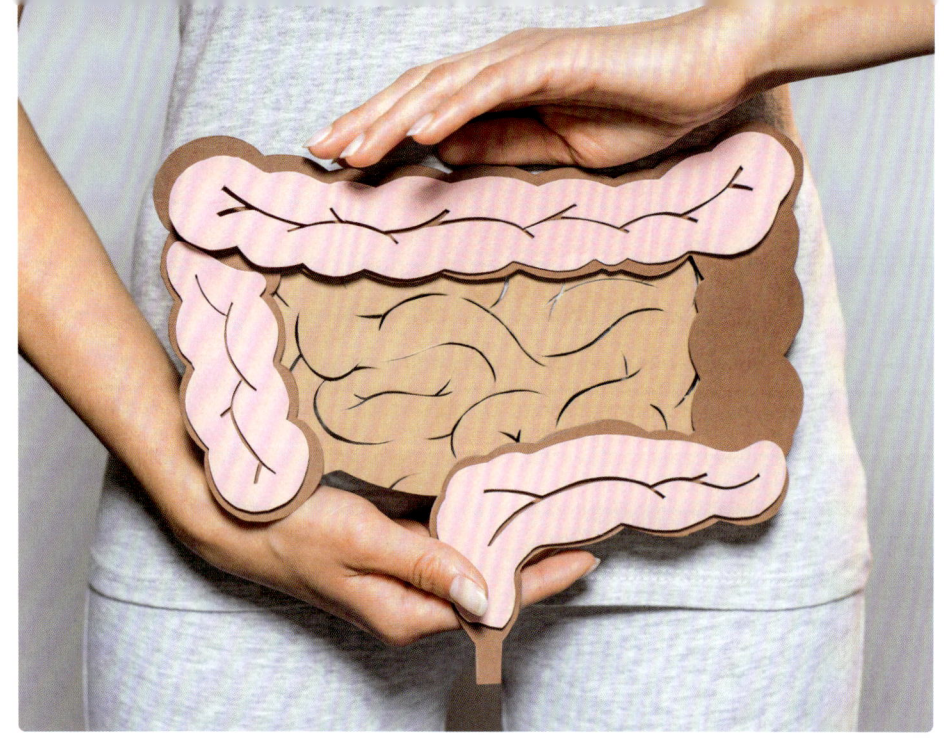

Übungsprogramm: Gut verdaut!

Vielleicht ist heute einer der Tage, die mehr Raum für dich gewähren und du hast die Zeit gefunden, das Basisprogramm vorweg zu üben. Dann bist du wahrscheinlich schon zur Ruhe gekommen und steckst voll und ganz im parasympathischen Modus. Der Parasympathikus ist Teil des vegetativen Nervensystems und schaltet sich ein, um das Körper-Geist-System zur Ruhe kommen zu lassen. Auf den Darm wirken seine Nervenimpulse eher aktivierend und fördern die peristaltische Bewegung. Das ist auch der Grund, warum du Bauchgluckern und Darmgeräusche bekommst, wenn Ruhe in dein System einkehrt. Das Basisprogramm wirkt hinsichtlich des Darms also aktivierend und fördert eine gute Verdauung!

Die Spezialübungen für den Darm lassen sich jetzt bestens einfügen und haben einen hohen Wirkeffekt. Wenn der Tag eher von Zeitmangel geprägt ist, bist du bestens beraten, nur mit den speziellen Übungen für den Darm zu arbeiten. Damit erreichst du zwar nicht den ganzheitlichen Anspruch aus Kombination beider Programme, aber die Integration von Darmgesundheit in den Alltag wird trotz Zeitmangels machbar. Die Übungseffekte können sich besonders zur Maximalzeit des Dickdarms am frühen Morgen oder vor dem Mittagsessen zur Maximalzeit des Dünndarms entfalten. Leg dir einen Klotz und einen Faszien- oder Tennisball neben die Matte. Diese Hilfsmittel werden für die Übungen gebraucht.

Die Übungen in der Übersicht

1. Untere Drehdehnlage – Darmdehnung
2. Faszienbälle für den Bauch – tiefes Fasziengewebe
3. Brücke mit Klotz – flächige Bauchfaszie
4. Paket mit Rückenmassage – Darmperistaltik
5. Was nicht glücklich macht, kann weg – Emotionen

Der Darm - vertrauen und loslassen

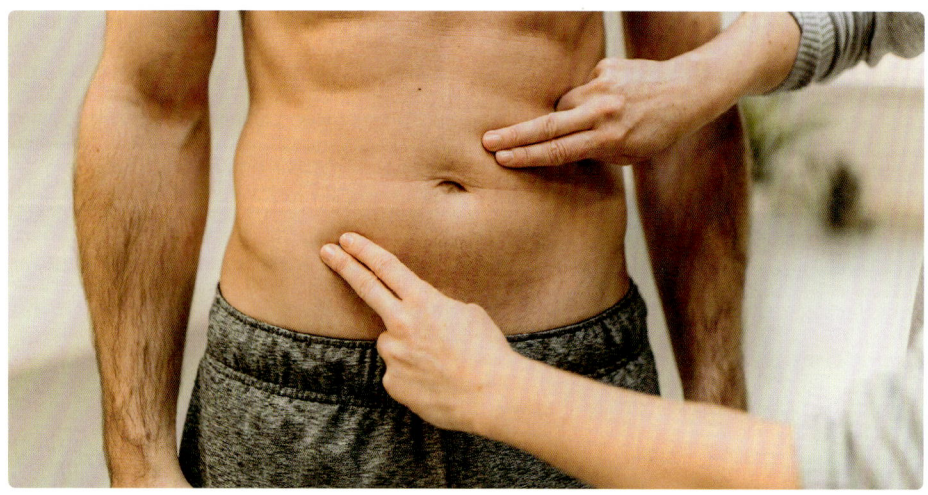

1. Übung: Untere Drehdehnlage – Darmdehnung

Der Dünndarm ist mit einer Art Darmgekröse, der Radix mesenterii, an der Hinterwand des Bauchraums befestigt. Die Radix fühlt sich wie eine feste Schnur an, die zirka 2 Zentimeter dick und 12 Zentimeter lang ist. Sie verläuft schräg über die zweiten bis fünften Lendenwirbel und verhindert das Abrutschen des Dünndarms. Durch ihre Lage beeinflusst die Radix mesenterii nicht nur den Darm, sondern auch die Beweglichkeit der oberen Lendenwirbelsäule und der linken Niere. Außerdem befinden sich in dem Darmgekröse wichtige Arterien, Venen und Lymphgefäße, die den Darm mit Nährstoffen versorgen und verbrauchte Stoffwechselendprodukte abführen. Das Darmgekröse ist eine sehr reflexogene Struktur. Ihre Entspannung wirkt sich auf alle Darmabschnitte positiv aus.

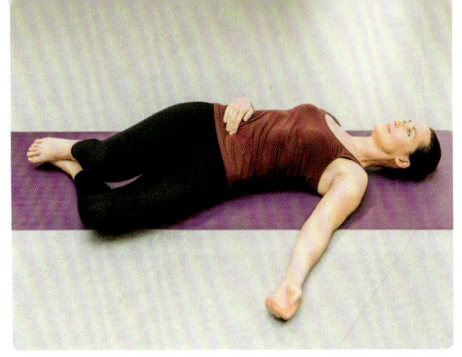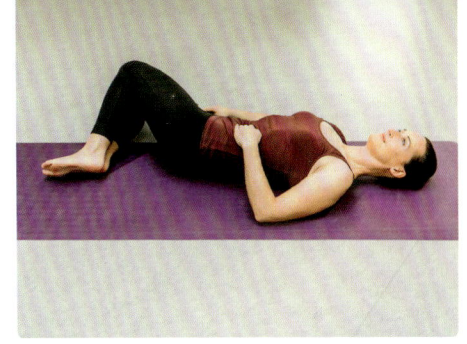

Übungsaufbau: Komm in die Rückenlage. Die Füße sind auf der Erde aufgestellt. Leg die Finger auf den Bauchnabel und rutsch von da zwei Fingerbreit nach links und zwei Fingerbreit nach oben. Gib leichten Druck ins Gewebe. Dazu bewegen sich die Beine zur Erde nach rechts. Bleib in der Dehnung, bis sich der Druck unter den Fingern löst. Führ die Beine zur Mitte zurück. Bilde eine gedachte Linie zwischen Bauchnabel und rechtem Beckenkamm und drück die Finger in der Mitte der Linie ins Gewebe. Beweg die Beine zur linken Seite Richtung Erde. Bleib in der Dehnung, bis sich der Druck unter den Fingern löst, und führ die Beine zurück zur Mitte.

Was du bewirkst: Du dehnst die Radix mesenterii, ein Bestandteil und Aufhängung des Dünndarms. Du mobilisierst die Lendenwirbelsäule.

Warum das wichtig ist: Die Radix mesenterii neigt dazu, sich zusammenzuziehen und zu verkleben. Sie reagiert sensibel auf allerlei Impulse aus der Organnachbarschaft. Das kann sich negativ auf den ganzen Darm und die Lendenwirbelsäule auswirken. Ein gezielter Impuls auf die Radix mesenterii wirkt sich durch ihre Reaktionsbereitschaft entspannend auf den ganzen Darm aus. Die zusätzliche Bewegung der Beine mobilisiert die Lendenwirbelsäule und löst Restriktionen im Bereich des dritten Lendenwirbels bis zum elften Brustwirbel. Die Durchblutung im ganzen Unterkörper wird dadurch angeregt.

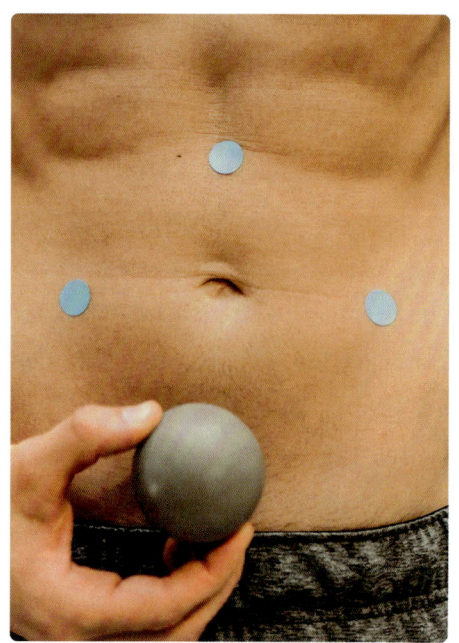 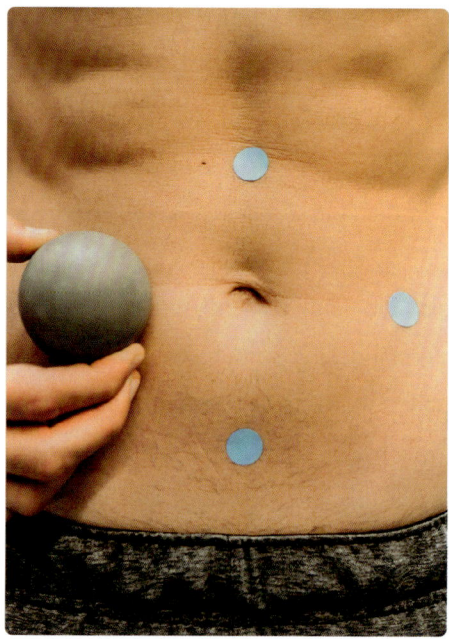

2. Übung: Faszienbälle für den Bauch – tiefes Fasziengewebe

Der Bauchraum ist durch straffe, bindegewebige Faszienhüllen ausgekleidet. Die Faszien formen und verbinden die Bauchorgane, geben Halt, Kraft und Beweglichkeit. Sie können jedoch auch miteinander verkleben und die Beweglichkeit der Bauchorgane einschränken. Langes Sitzen oder Bauchnarben sind beispielhafte Ursachen für einen Mobilitätsverlust. Die Faszien im Bauchraum umhüllen auch den Darm. Die Übung mit den Faszienbällen hilft, tiefe Verklebungen zu lösen und enge Darmpassagen zu entlasten.

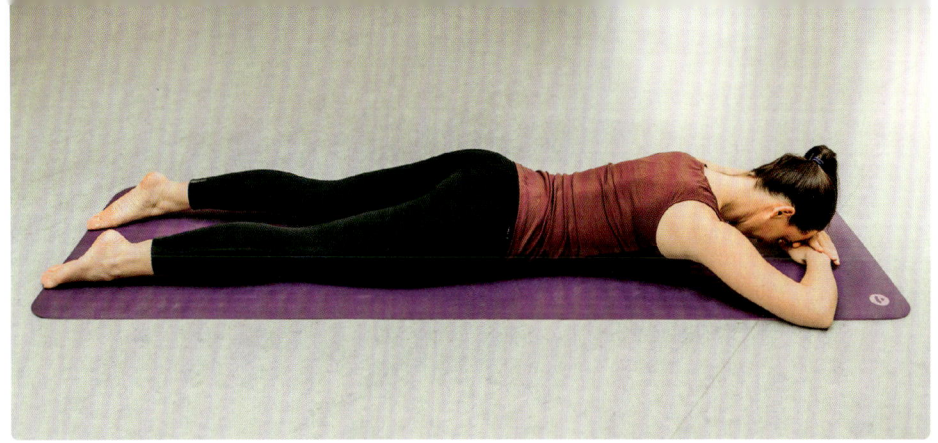

Übungsaufbau: Für die nächste Übung brauchst du einen Faszienball. Komm in die Bauchlage. Der Faszienball ruht als erstes zwischen Bauchnabel und Schambein. Lass den Druck wirken, bis er nachlässt. Danach verschieb den Ball mittig auf die Linie rechter Beckenkamm – Bauchnabel. Lass denn Ball an der neuen Stelle ruhen, bis der Druck nachlässt. Die nächste Position ist der Mittelpunkt der Linie Bauchnabel – Brustbeinspitze. Die letzte Position ist die Mitte der Linie Bauchnabel und linker Beckenkamm. Stell dir an jeder Position vor, das Bauchgewebe schmilzt über den Ball. Leg am Ende der Übung den Ball beiseite. Spür kurz in die Wirkung hinein.

Was du bewirkst: Du mobilisierst und entfaltest die Bauchfaszie und den Solarplexus. Selbst tiefe myofasziale Schichten und Darmpassagen werden erreicht.

Warum das wichtig ist: Engpässe und Verbindungsstellen im Darm entspannen sich. Das Lösen und Mobilisieren der faszialen Strukturen im Bauchraum verbessert die Peristaltik im Darm. Die Ausscheidungen funktionieren und die Entstehung von Giften im Darm ist vermeidbar. Die Durchblutung einzelner Bauchorgane wird angeregt und Spannung im Solarplexus aufgelöst. Auch Bauchkrämpfe und Schmerzen unter dem Kreuzbein und der Lendenwirbelsäule können sich lösen.

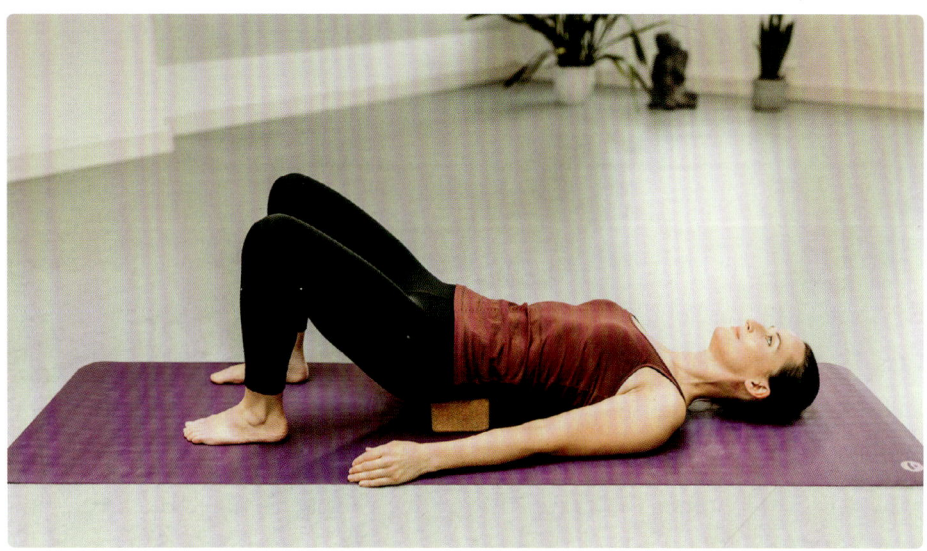

3. Übung: Brücke mit Klotz – oberflächliche Bauchfaszie

Übungsaufbau: Komm in die Rückenlage. Der Klotz liegt griffbereit und die Füße sind aufgestellt. Heb das Becken nach oben in eine Brücke und positionier den Klotz flach, aufgestellt oder hochkant unter den Beckenkamm. Der Rücken soll schmerzfrei und gestützt auf dem Klotz ruhen. Die Arme liegen neben dem Körper und die Augen sind für ein bewussteres Wahrnehmen geschlossen. Nach drei Minuten ist die Übung beendet. Am Ende der Übung heb das Becken aktiv an, um den Klotz hervorzuziehen. Bleib für ein paar Atemzüge in der aktiven Brücke. Danach sinken Rücken und Becken Wirbel für Wirbel auf die Matte zurück zum Nachspüren.

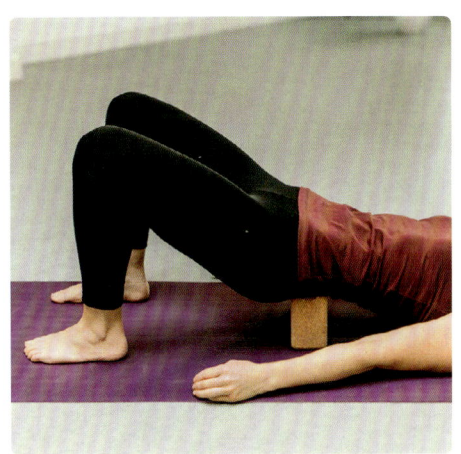 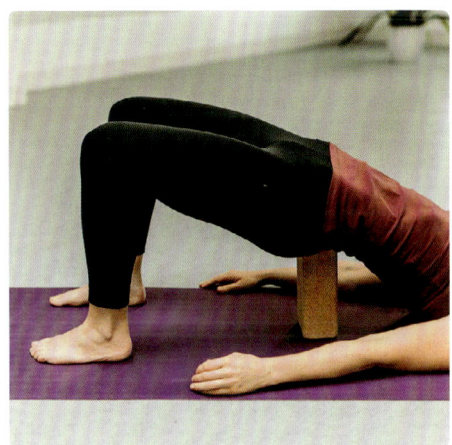

Was du bewirkst: Bei flachem oder aufgestelltem Klotz wird schwerpunktmäßig der untere Rücken und die große, stabile Rückenfaszie mobilisiert. Wenn du den Klotz hochkant aufstellst, wirkt der Impuls vitalisierend auf die Beckenorgane. Das Gefühl von Platz im Bauchraum entsteht. Die gesamte Bauchfaszie dehnt sich.

Warum das wichtig ist: Ist die große Rückenfaszie am Übergang unterer Rücken – Becken beweglich und frei von Verklebungen, lösen sich Rückenschmerzen häufig auf. Auch Stauungen im Rücken- und Beckenbereich werden vermieden. Bei hochkant aufgestelltem Klotz wird der Druck auf die Bauchorgane reduziert. Hiervon profitieren besonders die Blase und der Beckenboden, die tagsüber dem ganzen Druck der Bauchorgane ausgesetzt sind. Die entlastenden Impulse tragen zu guter Verdauung und Entgiftung bei. Der Körper richtet sich im Stehen automatisch wieder auf.

4. Übung: Paket mit Rückenmassage – Darmperistaltik

Übungsaufbau: Du liegst in der Rückenlage. Die Knie sind an den Bauch gezogen. Umarm die Knie locker. Der Atem fließt gleichmäßig in den Bauch. Mit der Einatmung wird der Bauch prall wie ein Ballon. Mit der Ausatmung zieh den Bauch locker zur Wirbelsäule ein. Wiederhol die Übung für ein paar Atemzüge. Am Ende der Übung schaukel dich sanft nach links und rechts über den Rücken. Komm zum Nachspüren in eine bequeme Rückenlage.

Was du bewirkst: Die Darmpassage wird angeregt. Die intensive Bauchatmung spricht die myofaszialen Strukturen des Bauchraums an. Die untere Rückenmuskulatur und die Rückenstrecker erhalten Entspannungsimpulse.

Warum das wichtig ist: Eine dynamische Darmperistaltik kann den Speisebrei effizient weiterleiten. So werden Toxinbildung und ein Blähbauch vermieden. Die Verdauung kann optimal funktionieren. Eine lockere und gedehnte Rückenmuskulatur entlastet getriggerte Segmente in der Lendenwirbelsäule. Schmerzen, die hexenschussähnlich sind, lösen sich auf und der ganze Rücken entspannt sich.

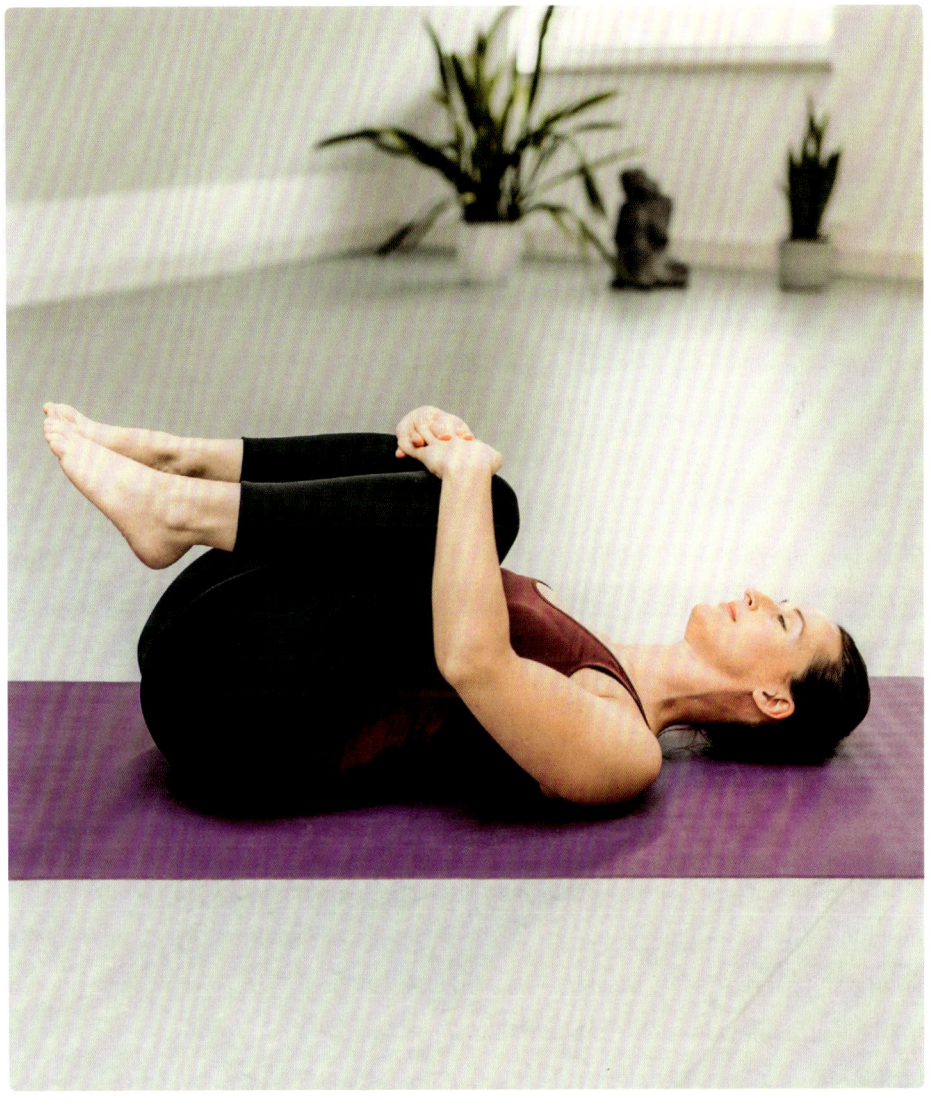

Der Darm – vertrauen und loslassen

5. Übung: Was nicht glücklich macht, kann weg – Emotionen

Übungsaufbau: Finde eine Position, in der du gut entspannen kannst. Nimm dir vielleicht sogar eine Decke oder unterlagere die Knie. Schließ die Augen und visualisier dir den Darm. Stell dir vor, wie er im Bauch eingebettet ist. Der Dünndarm ist wie ein Gartenschlauch eingerollt. Spätestens jetzt schaltet dein vegetatives Nervensystem den parasympathischen Modus ein und dein Bauch beginnt leise zu gluckern. Erinnere dich an die Gefühlswelt des Darms. Er regelt die Kontrolle über das Trennen und Loslassen. Tauch vertrauensvoll in den Fluss des Lebens ein. Lass die Gedanken kommen und gehen und sortiere sie dabei. Gedanken, Emotionen, Bilder, die auftauchen … All die Gedanken und Werte, die dich glücklich machen, behalte. Stell dir vielleicht vor, sie in eine kostbare Schatztruhe zu legen. Die Gedanken, die dein Glück behindern, lass ziehen! Sie sollen nicht länger anhaften! Was nicht glücklich macht, kann weg! Genieß den Zustand von immer länger werdenden Gedankenpausen. Ganz deutlich wird das Gefühl von Positivität im Körper und der Seele spürbar. Bleib so lange liegen, wie du möchtest.

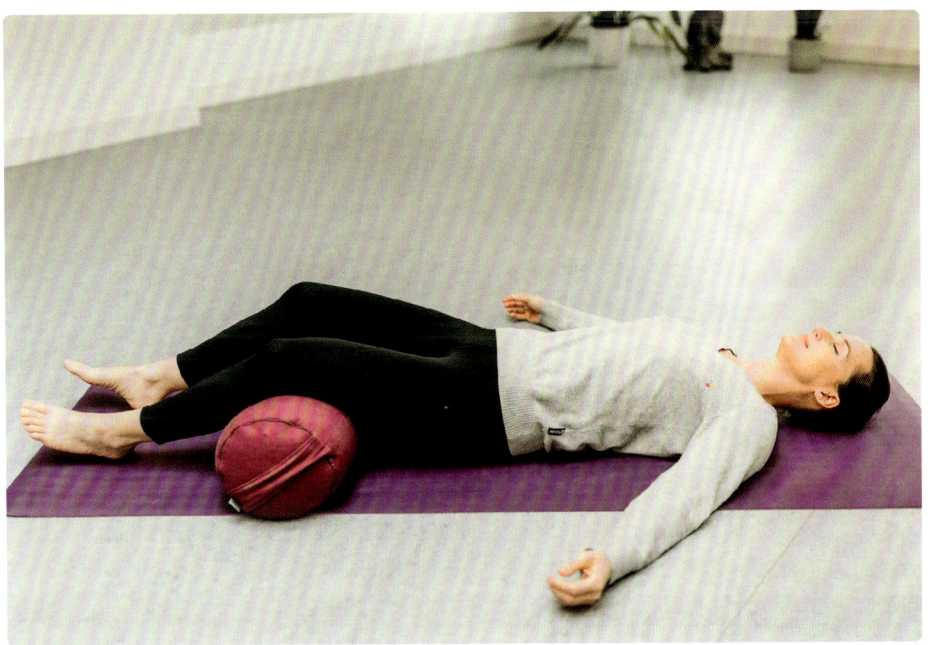

Was du bewirkst: Das vegetative Nervensystem schaltet den parasympathischen Modus ein. Du trennst die wichtigen von den anhaftenden und belastenden Gedanken. Die Wahrnehmung für den Zustand des Darms wird geübt.

Warum das wichtig ist: Im parasympathischen Modus kann der Darm besonders gut arbeiten. Durch das Ordnen der Gefühle entspannt sich der Darm. Die Peristaltik wird vitalisiert. Die Kontrolle über die Gefühle erlaubt es, ein tiefes Vertrauen in das Leben aufzubauen. Insgesamt gelingt es immer mehr, in einen Entspannungszustand zu sinken. Nur ein entspannter Zustand ermöglicht das bewusste SEIN.

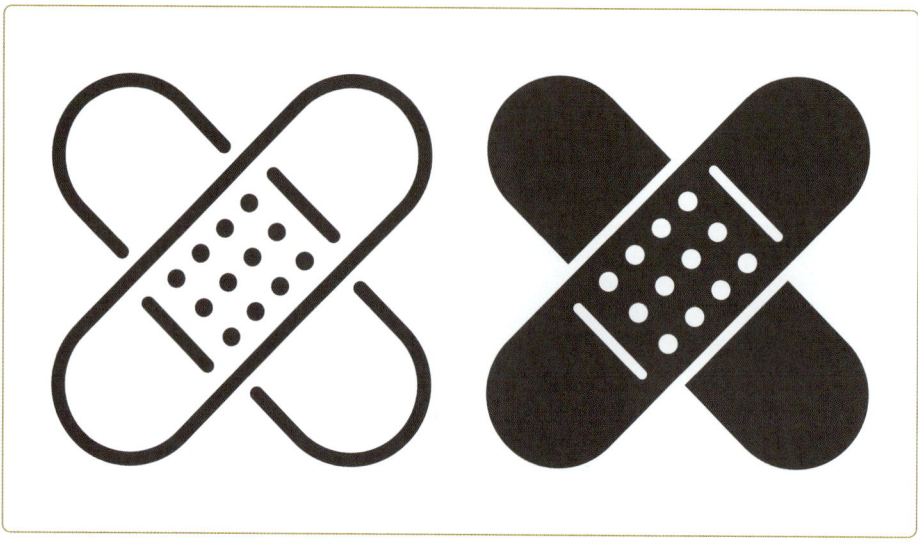

Hausapotheke: Ein Pflaster für den Darm

*S*pätestens seit der Fußballweltmeisterschaft oder den Olympischen Spielen sind die bunten Tape-Streifen in aller Munde. Die Klebestreifen sehen professionell und schick/gut aus, haben aber auch Wirkung: Sie lindern Schmerzen und unterstützen zu schwache und verspannte Körperstrukturen. Nicht nur Muskeln, Gelenke und Knochen können von Tape-Anlagen profitieren. Auch Meridiane und Organe erfahren eine lindernde oder unterstützende Wirkung. Natürlich gibt es auch Tapes für den Darm. Sie wirken haltend, entlastend oder lösen Regelschmerzen und muskuläre Verspannungen auf.

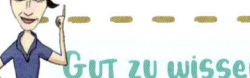

Gut zu wissen!

Neueste Forschungsergebnisse weisen darauf hin, dass das Darm-Mikrobiom eine zentrale Rolle bei der Regulierung körpereigener Hormone spielt. Einige Hormone werden im Darm in Abhängigkeit von der Zusammensetzung der Darmflora selbst produziert. Wechseljahrssymptome und Regelschmerzen profitieren von einer ausgewogenen Darmflora. Der hier vorgestellte Tape-Verband hilft, Regel- und Bauchschmerzen positiv zu beeinflussen und ist leicht selbst zu kleben. Achte beim Kauf darauf, dass das Tape eine gute Klebkraft besitzt und auf Allergene hin geprüft ist. Tritt keine Linderung ein, lass ein professionelles Tape von einem Physiotherapeuten kleben. Dieser kann individuell entscheiden, welche Muskulatur und Organe während der Regel Entlastung brauchen.

Das Bauch-Tape zum Selberkleben

Schneide ein zehn Zentimeter und ein fünfzehn Zentimeter langes Tape ab und runde die Seiten mit der Schere. Kleb die Basis des kleineren Streifens über dem Schambein auf. Mit 80 % Zug kleb den Rest des Streifens Richtung Bauchnabel auf. Die letzten zwei Zentimeter des Tapes sind ohne Zug auf der Haut befestigt. Reiß den langen Streifen in der Mitte ein und kleb ihn quer über die Mitte des kleinen Streifens. Die Enden laufen ohne Zug aus. Das Tape sieht wie ein kleines Kreuz aus, nimmt Druck aus dem Dickdarm und unterstützt einen geblähten Dünndarm.

Der Darm – vertrauen und loslassen

Verstärkung der Wirkung mit Hilfe eines Partners

Du weißt, dass der Darm durch Bänder und Mesenterien an der Wirbelsäule aufgehängt ist. Du kannst die Wirkung des Tapes verstärken, wenn die Darmsegmente des Rückens mit einbezogen werden. Such dir einen hilfsbereiten Menschen, der dir die zweite Tape-Anlage auf den Rücken klebt. Schneide zuvor vier zehn bis fünfzehn Zentimeter lange Streifen zurecht (je nach Rückengröße) und runde die Seiten. Bei Dickdarmdysfunktion oder Schmerzen der unteren Lendenwirbelsäule wird das Tape über den Schmerzpunkt im Bereich des vierten und fünften Lendenwirbelsäulensegments aufgeklebt. Stell dir die Verbindungslinie zwischen den Beckenschaufeln vor. Die Mitte ist ungefähr der vierte Lendenwirbel. Reiß den ersten Streifen mittig ein. Das Tape wird mit viel Zug horizontal über das Segment geklebt. Lass die Enden ohne Zug auslaufen. Die restlichen drei Tape-Streifen werden wie eine Blume in der gleichen Art und Weise darübergeklebt. Wenn die Symptome eher auf den Dünndarm hinweisen, ist das Tape gut auf dem Übergang der Lendenwirbelsäule zur Brustwirbelsäule angelegt. Als Orientierung dient die Höhe der Rippenbögen. Kleb das Tape auf gleiche Weise, wie für die Dickdarmsegmente.

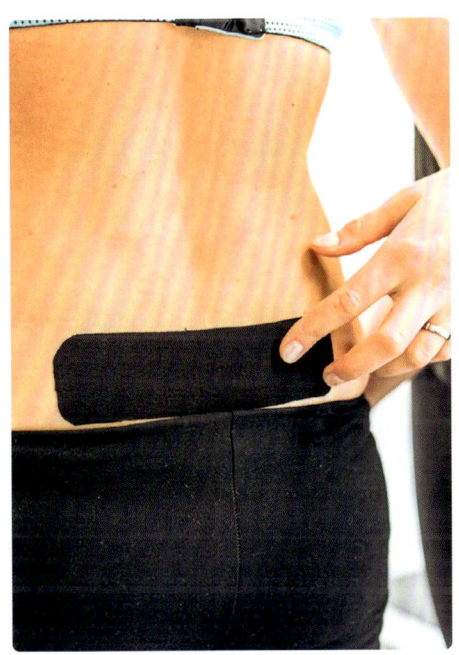 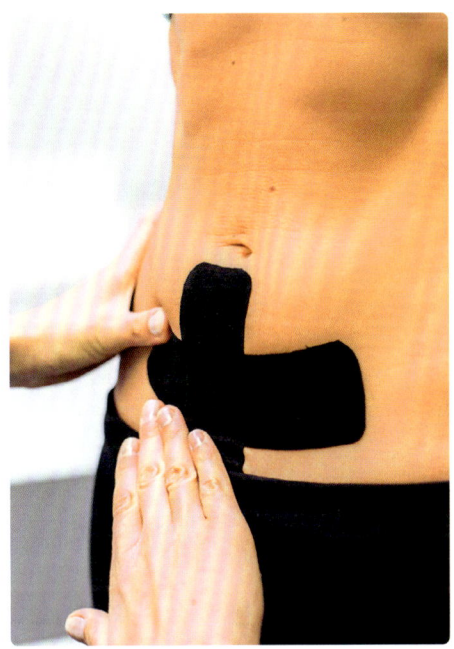

Gut zu wissen!

Mit dem Tape lässt sich duschen. Trockne es vorsichtig. Die beste Wirkung erzielt das Tape innerhalb von drei Tagen. Danach verliert es seine Kleb- und Wirkkraft. Das Tape lässt sich mit etwas Öl leicht von der Haut lösen. Durch das schonende Abziehen bleibt die Haut geschützt. Entstehen dennoch Hautreizungen, lass drei Tage bis zur neuen Tape-Anlage vergehen.

Mein Tipp: Notfallplan nach Antibiotika-Tsunami

Manchmal lässt es sich nicht verhindern und ein Antibiotikum muss eingenommen werden, um gefährliche Bakterien zu stoppen. Hier ist Aufklärung gefragt, denn kaum jemand bringt eine Antibiotikagabe mit viel später auftretendem chronischen Durchfall oder immer wiederkehrenden Infekten in Verbindung. Durch eine Antibiotikagabe werden nicht nur die Krankheitserreger bekämpft. Ganze Bakterienstämme, die der Darm für seine Gesundheit braucht, werden abgetötet. Die Vielfalt der Darmbakterien wird drastisch reduziert. Folglich verändert sich der pH-Wert im Darm. Es entsteht ein hervorragendes Milieu für Fremdbakterien wie Clostridioides (früher Clostridium) difficile und Pilze! Fatal ist, dass dieser Zustand oft unbemerkt bleibt, da die Fremdbesiedelung zunächst symptomarm bleibt. Nur leichte Veränderungen in der Verdauung fallen auf. Erst Wochen später, wenn die unüblichen Fremdbakterien die noch vorhandenen guten Darmbakterien verdrängt haben, werden die Symptome offensichtlich!

Da im Darm über 80 % der Immunzellen lokalisiert sind, bewirkt ein veränderter Florateppich Störungen im Abwehrsystem des Körpers. Infekte ziehen sich ewig hin und kehren immer wieder. Die Pilze im Darm blähen den Bauchraum auf und führen zu chronischem Durchfall. Durch den Verlust an Flüssigkeit und Mineralien wird das Körpersystem müde, schwach und labil in der Grundstimmung. Viele Beschwerden sind also auf Veränderungen der empfindlichen Darmflora zurückzuführen. Die Zusammensetzung der Darmkeimbesiedelung hat enormen Einfluss auf Gesundheit oder Krankheit. Mit dem Notfallplan nach Antibiotikagabe kannst du den Darm von Anfang an aufbauen und eine Fremdkeimbesiedelung vermeiden. Ein Antibiotikum wirkt wie ein Tsunami, der über den Darm fegt und alles mitnimmt, was ihm im Wege steht! Ausrottung der Bakterien geht schnell und braucht nur wenige Tage. Der Wiederaufbau nimmt Zeit in Anspruch. Alles muss neu aufgebaut werden und beginnen zu wachsen. In der Aufbauphase ist das Darmmilieu besonders empfindlich. Neben der Kultivierung neuer Bakterienstämme bedarf es dazu guter Nährquellen und wenig Gifte.

Gut zu wissen!

In der Aufbauphase schaden Fastfood, Weißmehlprodukte, Zucker und Alkohol dem empfindlichen Darmmilieu. Um den zarten Florateppich wachsen und gedeihen zu lassen, empfiehlt es sich, für acht Wochen auf diese Nahrungsmittel zu verzichten.

Der Darm - vertrauen und loslassen

Wiederaufbau der Darmflora

Plane für den Wiederaufbau des Florateppichs acht Wochen ein, in denen du den Darm an jedem Tag mit Probiotika, Präbiotika und guten Ballaststoffen versorgst! Vermeide in der Zeit Fastfood, Zucker, Weißmehlprodukte und Alkohol. Eine geschädigte Darmflora nach Antibiotikagabe ist besonders für ältere Menschen eine gesundheitliche Belastung. Der Notfallplan stabilisiert das Immunsystem und auch ein in die Jahre gekommener Körper bleibt durch zugeführte Bakterien und Mineralien gesund. Gib die Info gerne an ältere Menschen weiter.

Probiotika

Ganz gezielt kannst du das Darmmilieu aufbauen, wenn du den Florastatus ermitteln lässt und die fehlenden Leitkeimbakterien zuführst. Der Behandler wählt für dich das passende Produkt aus. Wenn dir die Zeit für eine schulmedizinische Stuhluntersuchung fehlt, bieten viele Apotheken hauseigene Produkte mit sechs Leitkeimstämmen des Darms an. Oftmals reicht die Leitkeimbesiedelung, um das Darmmilieu wieder aufzubauen. Es gibt auch gute Produkte der Firmen Symbiopharm. AllergoSan und Laves, die ich mit gutem Gewissen empfehlen kann. Die Gabe des Probiotikums startet mit der Gabe des Antibiotikums. Nimm zuerst das Antibiotikum ein und zeitversetzt nach zirka einer Stunde das Probiotikum. Das Probiotikum sollte mindestens über acht Wochen kontinuierlich eingenommen werden, auch wenn die Antibiotikagabe schon abgeschlossen ist! Es kultiviert die Leitkeimstämme des Darms und hilft, eine Fremdkeimbesiedelung zu vermeiden.

Präbiotika

Probiotika müssen wie Blumensamen wachsen können. Dafür benötigen sie Nährstoffe, die sie anfüttern. Damit sind die sogenannten Präbiotika gemeint. Sie füttern quasi die kleinen, zarten Darmpflänzchen, sodass prächtige Pflanzen erwachsen können. Zink, Kalzium, Vitamin B12 und B6 sind besonders wichtige Präbiotika. Sie schützen gleichzeitig die Darmwand und bauen das Immunsystem auf.

Ballaststoffe

Gute Ballaststoffe regulieren und beruhigen den Darm. Die Darmperistaltik wird angeregt. Einige Ballaststoffe quellen im Darm auf und stoppen als Nebeneffekt Heißhungerattacken. Da einige Ballaststoffe aufquellen müssen, um ihr Nährstoffpotenzial zu entfalten, trink genügend Wasser dazu. Gute Ballaststoffe finden sich beispielsweise in Vollkornhirse und Buchweizen. 1–2 Esslöffel gebrochene Leinsamen, Flohsamenpulver, Erdmandeln, Sonnenblumenkerne oder Sesam sind gesunde Zutaten für ein Müsli. Wenn bei dir in der Vergangenheit eine Divertikulitis diagnostiziert wurde, wähle gemahlene oder pulverisierte Ballaststoffe aus. Körnchen könnten in den Divertikeln stecken bleiben.

Auch gut

Bewegung im Alltag regt die Darmperistaltik an und sorgt für eine reibungslose Verdauung! Geh spazieren, trainiere täglich mit dem Übungsprogramm aus diesem Buch oder finde eine Sportart, die dir Spaß macht! Stilles und warmes Wasser kurbeln die Verdauung an, regulieren den pH-Wert und vitalisieren dich!

Die Leber – sexy und sensibel

Die Leber ist die größte Drüse in unserem Körper und erfüllt lebenswichtige Funktionen. Sie ist ungefähr 1,5 kg schwer und durch die Produktion von Gallensäure eng mit der Gallenblase verbunden. Auch die Anatomie der Leber ist bemerkenswert: Die Drüse besteht aus tausenden Leberläppchen mit vielen Leberzellen. Zwischen den Läppchen befinden sich kleine Arterien, kleine Gallengänge und Äste aus dem Pfortadersystem, die zusammen das stoffwechselbelastete Blut aus dem Magen-Darm-Trakt aufnehmen, reinigen und aufbereiten. Die Leberzellen leiten das gereinigte Blut in die Mitte eines jeden Leberläppchens, wo es in kleine Venen mündet und zurück in den großen Blutkreislauf geschleust wird. Durch die Blutgefäße des Pfortadersystems gelangen auch giftige Abbauprodukte, wie zum Beispiel Alkohol oder durch die Nahrung aufgenommene Toxine, zur Leber. Die meisten Gifte kann die Leber zu ungiftigen Substanzen umbauen. Schädliche Toxine werden zur Ausscheidung weitergegeben. Auch bei der Verdauung spielt die Leber eine Rolle. Sie verstoffwechselt Eiweiße, Fette und Kohlenhydrate. Die entstehenden Baustoffe werden zum Teil auch mit Spurenelementen und Blut in der Leber gespeichert und bei Bedarf abgegeben.

Zusammenfassend könnte man die Leber als eine Chemiefabrik bezeichnen, die körpereigene und körperfremde Stoffe aufnimmt und umwandelt. Beispielsweise werden Alkohol und Medikamente mithilfe der Leber abgebaut. Die Leber kann auch fettlösliche Gifte in wasserlösliche transformieren, damit diese über die Harnwege ausgeschieden werden können. Darüber hinaus stellt sie Gerinnungsfaktoren für die Wundheilung her und hilft bei der Erneuerung von zerstörtem Gewebe. Sie ist sogar an der Ordnung des Hormonsystems beteiligt. Trotz ihrer vielfältigen Aufgaben ist sie das Organ, was sich am besten von allen anderen Organen wieder regenerieren kann.

Wenn sie all diese komplexen und chemischen Aufgaben zu erledigen hat, was macht dann die Leber auch noch sexy? Das hat wieder mit der Organpersonifizierung in der Traditionellen Chinesischen Medizin zu tun. Du kannst dir die Leber wie einen erfolgreichen General vorstellen, der so eine starke Ausstrahlung hat, dass alle Anwesenden ehrfürchtig ausweichen, wenn er den Raum betritt. Er strotzt regelrecht vor Kraft und Selbstbewusstsein. Seine Augen sind voller Glanz! Mit einem einzigen scharfen Blick koordiniert und ordnet er sein untergebenes Heer. Dabei imponiert er mit starken Muskeln und dynamischen Sehnen.

Die Energie für diese umwerfende Ausstrahlung bezieht die Leber aus klarem Qi und Blut, das sie von der Milz bekommt. Wenn die Leber genug davon bekommt, ist ihr Gemüt sanft und alles im Körper fließt geordnet und frei. Erinnere dich an den Leitsatz der Osteopathie: Wenn alles im Körper fließen kann, ist der Mensch gesund.

Gut zu wissen!

Die Vitalität der Leber spiegelt sich in den Augen und den Sehnen wider. Zwischen 1 Uhr und 3 Uhr nachts hat die Leber ihr Arbeitshoch. Das wird durch intensives Träumen spürbar. Die Tiefphase der Leber zeichnet sich zwischen 13 bis 15 Uhr ab. Diese Phase kann sich in Müdigkeit und Lustlosigkeit darstellen und ist ein guter Zeitpunkt für eine stressfreie Mittagspause.

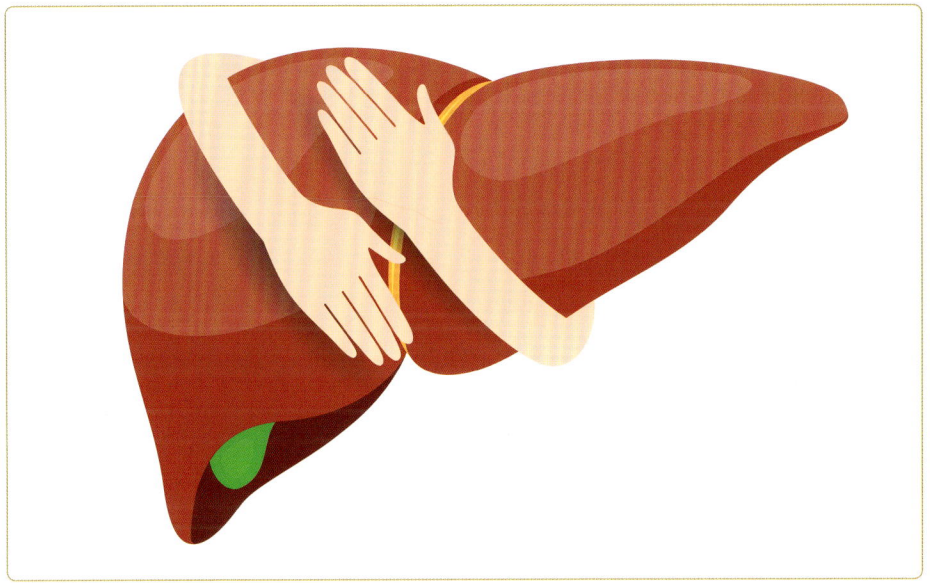

Schutz der Persönlichkeit

Die chinesische Medizin gibt es schon über 5.000 Jahre. Damals gab es kein Röntgen, Blutlabor, Blutdruckmessgerät oder Stethoskop. Allein durch Beobachtung des Individuums, Erspüren, Ertasten und Erforschen von Verhaltensweisen und Symptomen wurden Krankheiten beschrieben. Daher sollte auch die Idee der Organgeister respektvoll angenommen werden. Für mich repräsentieren sie das geballte Wissen von über 5.000 Jahren Erfahrung im Umgang mit Krankheiten und Menschen.

Die Leber - sexy und sensibel

Der Geist der Leber wird *Hun* genannt. Ihm wird die Aufgabe zugesprochen, die individuelle Persönlichkeit zu entwickeln und sie durch den Aufbau eines Orientierungssystems im Körper-Geist-System zu schützen. Das würde ihm nicht gelingen, wenn er den ganzen Tag nur in der Leber sitzen würde. Er hat deshalb die Fähigkeit, die Leber zu verlassen und über die Augen mit der Außenwelt in Resonanz zu treten. Daher sind Augensymptome auch frühe Warnsignale der Leber. Sie machen darauf aufmerksam, dass der *Hun* geschwächt ist. Tagsüber tritt der *Hun* über die Augen mit der Außenwelt in Kontakt. Alles was du siehst, wahrnimmst und wie du die Welt empfindest, nimmt der *Hun* als Eindrücke auf und gleicht sie mit inneren Bildern ab. Die inneren Bilder hat der *Hun* zu einem früheren Zeitpunkt für wichtig befunden und im Unterbewusstsein gespeichert. Nachts bearbeitet die Leber alle gesammelten Eindrücke, Emotionen, Bewegungen und neuen Erfahrungen und schleust sie ins Unterbewusstsein ein. Den Vorgang erlebst du als Träumen. Gut schlafen zu können ist demnach sehr wichtig für deine Persönlichkeitsentwicklung.

Gut zu wissen!

Die Leber schafft eine Verbindung vom Bewusstsein zum Unterbewusstsein und formt aus all deinen Erfahrungen ein Orientierungssystem.

Aus all den gesammelten Erlebnissen formt der *Hun*, durch die Verbindung von Bewusstsein und Unterbewusstsein, die individuelle Persönlichkeit. Durch neu erworbene Eindrücke und Empfindungen kann sich die eigene Persönlichkeit jederzeit weiterentwickeln und entfalten. Persönlichkeitsentwicklung und individuelle Entfaltung zählen zu den Grundbedürfnissen eines jeden Menschen und schaffen Wohlbefinden. Das durch die Verarbeitung von Eindrücken und Erfahrungen der Innen- und Außenwelt erschaffene Orientierungssystem schützt die Persönlichkeit. Das eigene Ich kann sich durch ein klares „Nein!" jederzeit von der Außenwelt abgrenzen. Eigentlich ist der *Hun* durch seine Arbeitsweise sensibel und feinfühlig. Er ist zufrieden, wenn du dich entfalten kannst, und deine Seele glücklich ist.

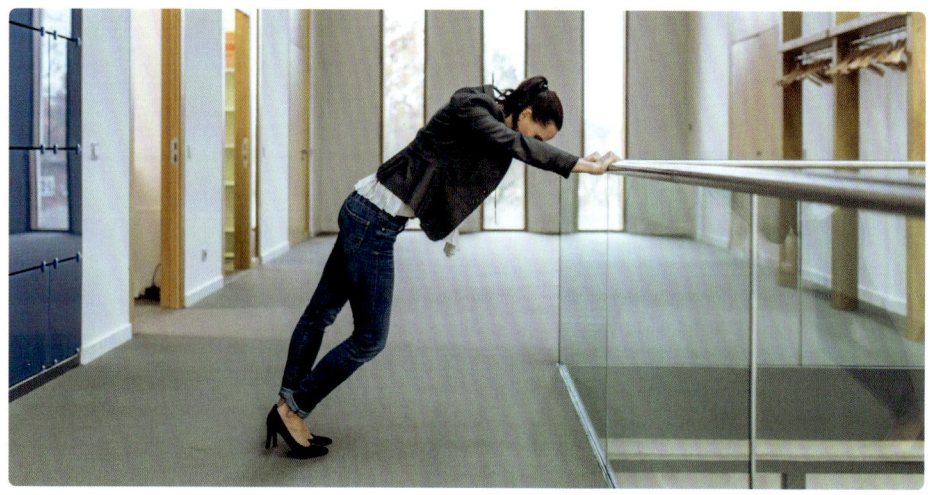

Wut im Bauch und Wutventile

*W*enn der Hun *nicht genügend Arbeitsmaterial in Form von Blut aus der Milz bekommt, wird aus dem Sensibelchen ein aufbrausender Choleriker. Dem Hun obliegt nämlich auch die Aufgabe, das Blut und Qi der Milz an alle anderen Organe zu verteilen. Er liebt diese Arbeit und wenn er ihr nicht nachgehen kann, wird er wütend. Die Emotion, die der Leber zugesprochen wird, ist die Wut. Stell dir den Hun als ehrgeizigen General vor, der keine Schwerter und Pferde für sein Heer bekommt. Natürlich macht ihn das wütend. Die Zeiten ändern sich! Statt Mann gegen Mann in einer Schlacht zu kämpfen, plagen wir uns mit Alltagsschlachten wie Stress, schlechter Ernährungsweise, fehlendem Schlaf und Bewegungsmangel!*

Das Ergebnis ist das Gleiche: Wut und Unzufriedenheit stauen sich auf und sollten bestenfalls rechtzeitig entladen werden. Wenn die Leber gut funktioniert und die Verteilerrolle von Blut zu anderen Organen übernimmt, gelingt das leicht und du findest im Alltag Wutventile.

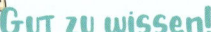

Gut zu wissen!

Wutventile für den Alltag sind wichtig, damit die Leber nicht gestaut wird und sich in einem aufbrausenden Wutanfall entladen muss. Zu Wutventilen zählen beispielsweise

- Sport
- Gutes, genussvolles Essen
- Freudige Erlebnisse
- Tagebuch schreiben und kreativ sein

Grundsätzlich gibt es vier Hauptursachen, die eine gute Leberfunktion einschränken. Die erste Hauptursache ist andauernder Stress, gefolgt von mangelnder Schlafqualität, eine schlechte Lebensweise und Blutmangel. Letzteres wird durch einen Stau im Pfortadersystem, einer Milzschwäche oder einer Funktionsstörung in der Leber direkt verursacht. Die vier Hauptursachen begünstigen eine Vermehrung der Emotion Wut. Findet sich kein Ventil, staut sich die Wut in der Leber und entlädt sich wie ein Vulkan! Ein unkontrollierter Wutausbruch richtet sich entweder in Form von Hass und Aggressivität gegen die Außenwelt oder als Autoimmunerkrankung gegen sich selbst. Natürlich macht die Leber frühzeitig auf sich aufmerksam und es liegt wieder an dir, Alarmzeichen wahrzunehmen: Reizbarkeit, Verbitterung und cholerisches Verhalten sind Frühsymptome einer gestauten Wutleber. Wenn du dich gereizt fühlst, kann es ein wertvolles Wutventil sein, sich intensiver mit der eigenen Seele zu beschäftigen, denn wenn sich die Seele nicht entfalten kann, formt sich auch keine stabile Ich-Identität. Stell Fragen, was dich momentan an deinem Glück hindert und wodurch du dich wieder frei entfalten könntest. Aufzuschreiben, was dich glücklich macht, lässt die eigenen Wünsche und Träume präsent werden. Arbeite an deiner persönlichen Entwicklung. Selbstentfaltung ist das beste Wutventil! Nutz die folgende Tabelle, um dich in deiner jetzigen Lebensphase zu orientieren.

Wutventiltabelle

Was macht deine Seele glücklich?	Was hindert dich gerade an deinem Glück?	Wie kannst du dich wieder frei entfalten?

Die Leber – sexy und sensibel

Wenn dich eher Stressoren aus dem Umfeld triggern, dich deine berufliche Aufgabe unzufrieden stimmt oder du das Gefühl hast, Wut körperlich entladen zu müssen, ist Schattenboxen optimal als Wutventil! Schattenboxen geht überall, baut Stress ab und powert positiv aus! Du bist wie der *Hun* in einer siegreichen Schlacht und fühlst dich selbstbewusst und zufrieden. Schon drei Minuten Schattenboxen vor dem Spiegel oder mit einem imaginären Gegner bringen dich ganz schön ins Schwitzen!

Grundschritt im Boxen, rechte und linke Gerade

Bevor du loslegst brauchst du ein wenig Boxtechnik. Im Grundschritt stehen die Beine schulterbreit auseinander, die Knie sind leicht gebeugt. Das linke Bein steht etwas weiter vorn. Die rechte Faust lehnt locker am Jochbein. Die linke Hand ist kurz unter dem Auge positioniert. Streck aus dem Grundschritt den linken Arm, die Führhand, explosiv nach vorn und zieh die Faust zurück in die Ausgangsposition. Mit der Führhand tastest du dich an den imaginären Schattengegner heran, lockst und forderst ihn heraus. Genauso schlägst du die „Rechte Gerade", die Schlaghand, um den Schattengegner auszuknocken. Mit jedem Schlag dreht sich die Hüfte mit ein. Durch die Hüftbewegung wird der Schlag noch explosiver und kraftvoller. Du kannst die Linke und die Rechte schlagen oder beide Schläge in verschiedensten Kombinationen variieren. Mach Ausweichbewegungen dazu oder atme geräuschvoll beim Schlag aus. Gefühlt kannst du so noch mehr Dampf ablassen. Sei kreativ und frei in der Gestaltung und schöpfe Selbstbewusstsein aus deinem Kampf!

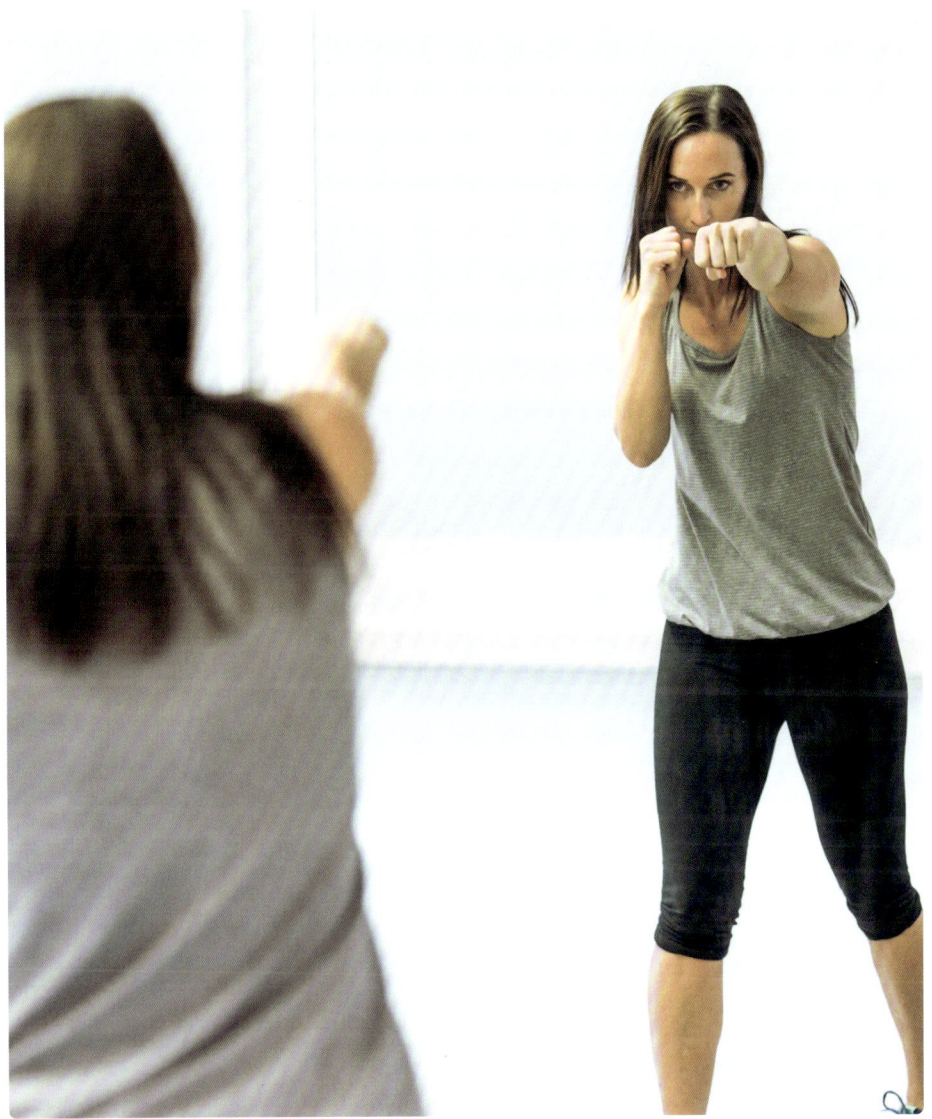

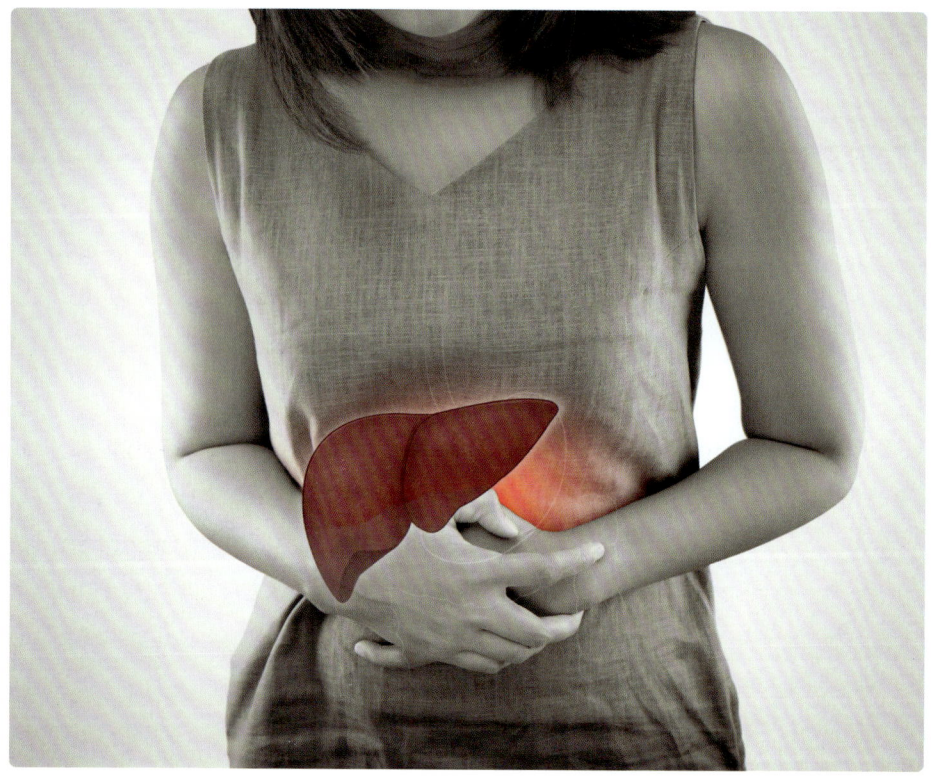

Frühsymptome der Leberstörungen

Es gibt vier Hauptfaktoren, die eine Dysfunktion der Leber verursachen können. Dazu zählen andauernder Stress, mangelnde Schlafhygiene, eine Funktionsstörung der Milz und eine schlechte Lebensweise.

Gut zu wissen!

Mit einer schlechten Lebensweise ist schwerpunktmäßig eine ungesunde Ernährungsweise gemeint. Zu viel, zu spät und zu schlechtes Essen wirken sich besonders ungünstig auf die Leberfunktion aus. Exzessiver Lebensgenuss, Elektrosmog, Umweltgifte und die ermüdenden Bemühungen, einen gewissen Status zu erreichen, sind leberschädlich.

Kommt eine schwächende Komponente hinzu, wie zum Beispiel ein „Hormondurcheinander" durch die Pubertät und Wechseljahre oder eine Verletzung mit Blutverlust, gerät die Leber immer mehr in eine Funktionskrise. Das zeigt sie deutlich in einem ersten Symptom: Müdigkeit! Müdigkeit im ganzen Körper ist ein deutlicher Ausdruck dafür, dass du etwas für die Lebergesundheit unternehmen solltest. Ist der Funktionsverlust durch Blutmangel in der Leber oder einer Blutstagnation im Pfortadersystem verursacht, leiden auch die übrigen unpaaren Bauchorgane, mit denen die Leber verbunden ist. Dazu zählen der Darm, die Bauchspeicheldrüse, der Magen und die Milz. Das ganze Verdauungssystem zeigt Schwächen, wie plötzliche Nahrungsmittelintoleranzen, Veränderungen im Stuhlverhalten und Druck im Bauchraum. Die Leber offenbart ihre Vitalität in den Augen und den Sehnen. Beginnende Sehschwäche, gereizte rote oder gelbe Augen und verformte Sehnen sind Lebersymptome. Durch das Aufstauen der Emotion Wut nehmen Reizbarkeit, Unzufriedenheit und Labilität zu. Die Leber hat über nervale

Verschaltungskreise noch Möglichkeiten, eine mangelnde Funktionsfähigkeit über das Skelettsystem auszudrücken. Diese Optionen sind oft effektiver, denn der Mensch nimmt Bewegungseinschränkungen früher und intensiver wahr als Organdysfunktionen. Eine Schwäche der Leber kann sich über die Verbindung mit dem Phrenikusnerv in der Halswirbelsäule äußern. Zumeist blockiert der vierte Halswirbel. Beugen, Strecken oder eine Seitneigung mit gleichseitiger Rotation kann eingeschränkt sein. Die untere Brustwirbelsäule hat ebenfalls eine Verbindung zur Leber. Sind hier mehrere Segmente auf einmal blockiert oder neigen die Wirbel zu rezidivierender Blockierung, können das Anzeichen einer Leberdysfunktion sein. Verspannungen der Nackenmuskulatur und therapieresistente Schmerzen der rechten Schulter werden mit der Leber in Verbindung gebracht. Erinnere dich daran, dass der Lebergeist *Hun* die Nacht braucht, um Erfahrungen in das Unterbewusstsein einzuweben und deine Persönlichkeit zu entwickeln. Wenn du nicht gut schlafen kannst, fällt es daher schwerer, dich effektiv von der Umwelt abzugrenzen. Du wirst zum „Ja- Sager".

Erste Lebersymptome auf einen Blick

- Der ganze Körper ist müde
- Morgens fällt das Aufstehen schwer
- Gefühl von Spannung, Enge oder Druck
- Wachwerden zur Leberzeit zwischen 1 und 3 Uhr
- Reizbarkeit, Stimmungsschwankungen, cholerisch
- Diffuse Verdauungsstörungen
- Nachlassende Sehfähigkeit, Augenentzündungen, gelbe Augen
- Nacken- und Kopfschmerzen, Migräne
- Schulterschmerzen rechts
- Blockadegefühl der unteren Brustwirbelsäule
- Menstruationsbeschwerden
- Wechseljahrsbeschwerden und Hitzewallungen
- Zahnabdrücke am Zungenrand
- Ja- Sager
- Das Gefühl haben, sich nicht entfalten zu können

Die Leber – sexy und sensibel

Hilfe aus der Schulmedizin

Die Leber und die Gallenblase bilden zusammen eine Funktionseinheit. Die Leber produziert den Gallensaft und vermengt ihn mit Substanzen zum Ausscheiden. Dazu zählen beispielsweise giftige Stoffwechselendprodukte. Die Gallenblase speichert den Gallensaft und gibt ihn bei Bedarf an den Dünndarm ab. Zusammen mit Enzymen aus der Bauchspeicheldrüse wird sie hier zur Fettverdauung verwertet. Die Gesundheit der Leber kann über ein großes Blutbild aussagekräftig beurteilt werden. Es ist sinnvoll, gleichzeitig Blutparameter miteinzubeziehen, die die Funktionsfähigkeit der Gallenblase überprüfen. Denn kommt es durch Gallensteine zu einem Stau von Gallenflüssigkeit, wird die Lebergesundheit beeinträchtigt. Die eigentliche Ursache liegt jedoch im Partnerorgan. In einem großen Blutbild werden meist nur Leber-Blutwerte beurteilt, die von den Krankenkassen standardmäßig bezahlt werden. Eine genaue Ursachenforschung, woher deine Symptome kommen, erfordert zusätzliche Werte und sagt einiges über die Heilungsmöglichkeiten der Leber aus. Ein Strukturschaden der Leberzellen ist schwieriger zu behandeln. Ein Funktionsschaden, wie man ihn bei einer Fettleber erwarten würde, ist gut über die Veränderungen der Lebensumstände zu behandeln und ermöglicht häufig eine vollständige Regeneration der Leber. Ein Funktionsschaden der Leberzellen wäre auch eine Indikation für eine osteopathische Behandlung.

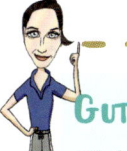

Gut zu wissen!

Nicht alle Leberwerte werden im Blutlabor standardmäßig untersucht. Einige Werte sind sogenannte IGeL-Untersuchungen (IGeL = Individuelle Gesundheitsleistungen) und müssen aus eigener Tasche bezahlt werden. Zur Beurteilung der Lebergesundheit ist es empfehlenswert, auch die kostenpflichtigen Parameter testen zu lassen.

Die folgenden Laborparameter geben Aufschluss über die Arbeitsleistung der Leber, die Gesundheit ihrer Struktur und mögliches Vorhandensein von Gallensteinen.

GLDH (Glutamatdehydrogenase)

zeigt immer einen Leberschaden an. Dieser kann durch eine Fettleber, eine Entzündung oder leberschädigende Medikamente entstehen, die die Zellen der Leber angreifen.

GPT (Glutamat-Pyruvat-Transaminase; heute auch ALT) und GOT (Glutamat-Oxalacetat-Transaminase)

zeigen an, dass die Entgiftungsfunktion der Leber nicht richtig funktioniert. Wenn das GOT höher ist als das GPT, kann das ein Anzeichen für den Verlust der Entgiftungsfunktion durch Alkohol sein. Ist das GPT höher, weist die verminderte Entgiftungsleistung eher auf eine Verfettung der Leber hin.

Die Leber - sexy und sensibel

Cholinesterase

zeigt eine Überlastung der Leber in der gesamten Arbeitsleistung an.

Gamma-GT

kann einen Schaden der Gallenblase anzeigen. Bei einem Anstieg sollte auf jeden Fall das Bilirubin mitgetestet werden, um Gallensteine als Verursacher einer Leberstauung auszuschließen.

Bilirubin

wird nochmal aufgeteilt in direktes, indirektes und Gesamtbilirubin. Wenn das direkte Bilirubin erhöht ist, wird ein Gallen- oder Leberstau angenommen. Das indirekte Bilirubin deutet bei Erhöhung auf eine prähepatische Ursache hin. Bei einem Wert über 2 mg/dl Gesamtbilirubin färben sich die Augen gelb.

Alkalische Phosphatase

ist bei Gallenstau oder einer Knochenerkrankung erhöht. Um zu differenzieren, hilft zusätzlich der Wert GLDH. Wenn die alkalische Phosphatase und GLDH erhöht sind, forscht man eher nach einem Gallen- oder Leberstau.

Eisen

Da die Leber Eisen zu speichern vermag, gehören auch der Eisen- und Ferritinwert mit ins Blutbild. Ist der Eisenwert erhöht, scheint die Problematik eher akut zu sein. Ist der Ferritinwert auffällig, besteht der Eisenmangel meist schon länger.

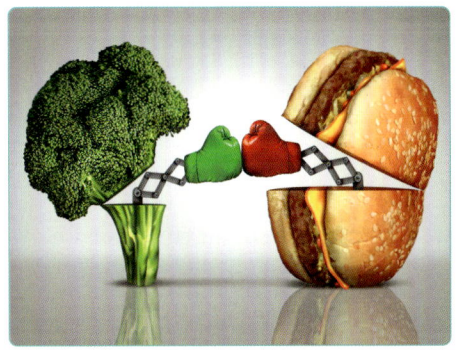

>>>>> Exkurs: Keine Angst vor Cholesterin!

Cholesterin ist chemisch eigentlich ein Alkohol, wird aber zu den Fetten gezählt. Die Aufnahme von Cholesterin über die Nahrung spielt eher eine untergeordnete Rolle, denn ein Großteil bildet die Leber selbst. Auch andere Organe, wie beispielsweise die Nieren, das Herz und das Gehirn, benötigen den lebenswichtigen Baustein Cholesterin. Damit Cholesterin von der Leber in die anderen Organe gelangen kann, wird es an das LDL-Transporteiweiß gebunden. Im Volksmund wird das LDL häufig als das „schlechte Cholesterin" betitelt. Das HDL-Transporteiweiß führt überschüssiges Cholesterin aus den Organen zur Leber zurück. Hier wird es wiederverwertet und als Baustein für die Produktion von Vitamin D, Gallensäure oder den Aufbau bestimmter Hormone genutzt. Cholesterin ist ein unentbehrlicher Bestandteil jeder Körperzelle und stabilisiert die Zellwände. Einige Organe bestehen sogar zu einem großen Teil aus Cholesterin. Dazu zählen die Nieren! Ohne Cholesterin könnte selbst das Gedächtnis nicht funktionieren! Cholesterin ist also keinesfalls „böse", sondern vielmehr ein wichtiger Baustein für viele Körperfunktionen. Wie immer gilt: Erst die Dosis macht das Gift! Im Blutlabor werden die Cholesterinwerte standardmäßig mitbestimmt. Dünne Menschen wundern sich oft, warum ihre Cholesterinwerte erhöht sind. Hohe Fettwerte werden immer noch mit dickleibigen Menschen assoziiert.

Gut zu wissen!

Die Leber stellt Cholesterin zum großen Teil selbst her und benötigt nur einen geringen Anteil aus der Nahrung. Daher können wir einen zu hohen Cholesterinwert auch nur bedingt über die Veränderung der Ernährungsgewohnheiten regulieren. Cholesterin fungiert auch als Schutz für die Zellwände und für bestimmte Organe wie Herz, Nieren und Gehirn. All unsere „modernen Kämpfe" wie Stress, Bewegungsmangel und chronische Erkrankungen alarmieren die Leber, den Körper zu schützen und mehr Cholesterin zu produzieren. Hohe Cholesterinwerte sind demnach hausgemacht. Nur das Verändern von schlechten Lebensgewohnheiten und eine Umstellung der Ernährung bewirken zusammen die dauerhafte Regulation der Cholesterinwerte. Avocado, Nüsse, Algen, Heidelbeeren, Mangold, Hanf- und Leinöl sind gesunde Nahrungsquellen, die Cholesterin auf natürliche Weise senken.

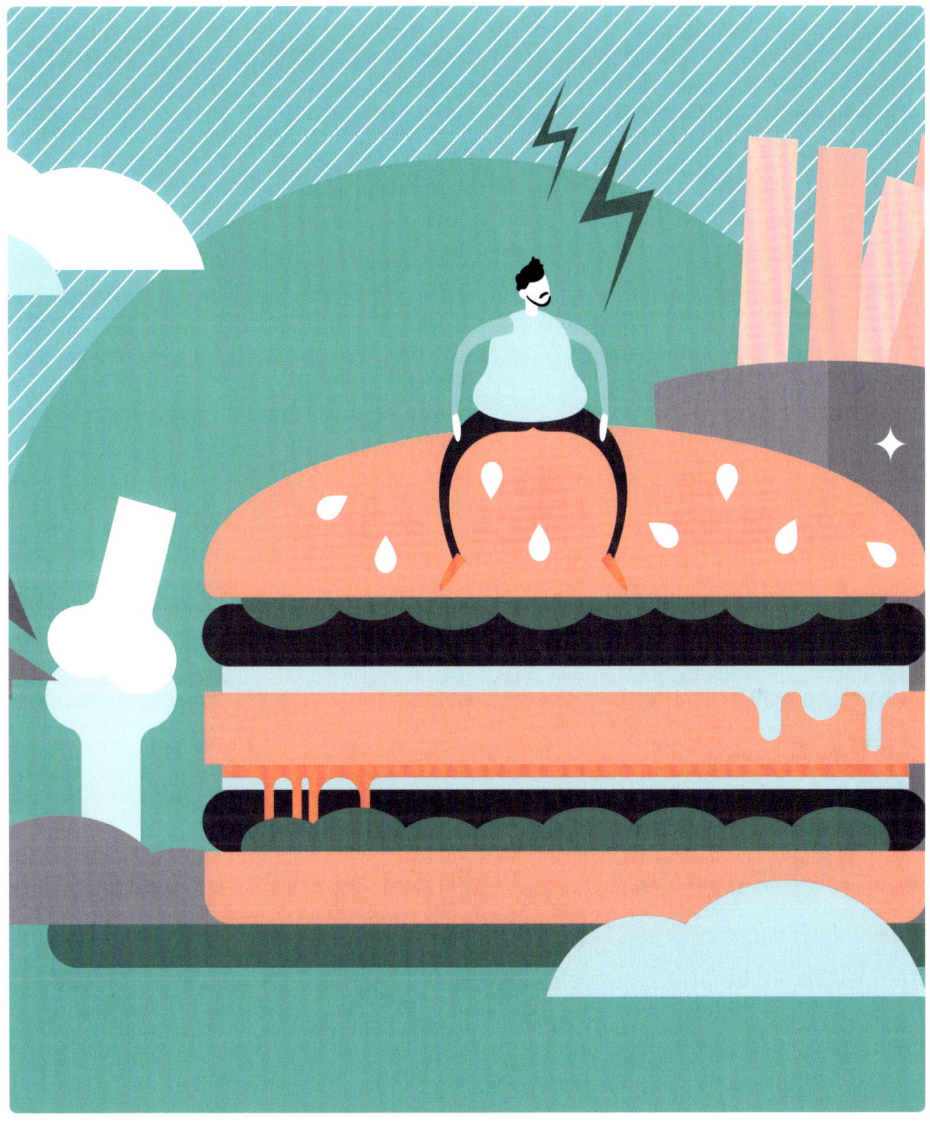

Die Leber – sexy und sensibel

Hilfe! Ich hab' Pommes im Blut!

*I*n fast allen industriell hergestellten Lebensmitteln wie Fastfood, Pommes und Pizza wird das benötigte Fett verschwenderisch benutzt und stark erhitzt. Die qualitative Zusammensetzung der Fette lässt zu wünschen übrig! Aus gutem Cholesterin entsteht Oxycholesterin, was der Volksmund mit bösem Cholesterin gleichsetzt. Oxycholesterin ist aggressiv, setzt sich leicht an die Organzellwände und verformt die empfindliche Zellmembran der roten Blutkörperchen. Analysiert man einen Blutstropfen unter dem Dunkelfeldmikroskop nach reichhaltigem Konsum herkömmlicher Pommes, erkennt man die Auswirkung von Oxycholesterin deutlich. Die Membranen einzelner roter Blutkörperchen verformen sich und ähneln einer Bärentatze. Kurzfristig sind die betroffenen Blutkörperchen nahezu unbrauchbar. Werden ungesunde Fette selten konsumiert, werden die verformten Blutkörperchen abgebaut und durch neue Blutkörperchen ersetzt. Anhaltender Fastfood-Konsum beeinflusst nicht nur das Blut, sondern verfettet auch die Organe. Ein wohlbekanntes Krankheitsbild entsteht: die Fettleber. Symbolhaft steht sie für den opulenten und ungesunden Lebensstil unserer Zeit. Vielleicht auch für den Versuch, sich selbst vor den Reizen und Manipulationen des Umfelds zu schützen. Man spricht von einer Fettleber, wenn der Fettgehalt der Leber 5 % ihres Eigengewichts übersteigt. Dann schwimmt zu viel Fett zwischen den Leberzellen und die Zellen werden in ihrer Funktion stark beeinträchtigt.

Die positive Nachricht ist, dass die Zellstruktur erhalten bleibt. Die Leber kann sich bei Umstellung der Lebensgewohnheiten wieder vollständig regenerieren. Die Reduktion von chronischem Stress, eine gesunde Ernährungsweise ohne Zucker, Weißmehl- und Fertigprodukte sowie mehr Bewegung im Alltag haben einen deutlichen Mehrwert gegenüber einem Medikament. Geduld und Beständigkeit in der Umstellung zu einer gesunden Lebensweise sind die Schlüsselpunkte!

Wertvolle Öle für den Zellschutz

Fette und Kohlenhydrate werden in den Zellen zu Energie umgewandelt. Die meisten Fette kann der Körper selbst herstellen. Omega-3-Fettsäuren und Omega-6-Fettsäuren gehören nicht dazu. Sie müssen über die Nahrung aufgenommen werden. Ein Überschuss an Omega-6-Fettsäuren führt zu gesundheitsschädlichen Entzündungsprozessen und Schmerzempfindlichkeit im Körper. Achte deshalb bei der Nahrungsaufnahme auf ein gutes Verhältnis zwischen diesen beiden Fettsäuren. Das Verhältnis zwischen Omega-6-Fettsäuren zu Omega-3-Fettsäuren sollte höchstens 5 : 1 sein, um Entzündungen im Körper zu reduzieren. Aus kaltgepressten Ölen können wertvolle Fette gewonnen werden. Leinöl, Rapsöl und Hanföl weisen ein sehr günstiges Verhältnis der beiden Fettsäuren auf. Kokosöl eignet sich gut zum Braten. Es enthält viel HDL-Cholesterin und bildet auch bei starker Erhitzung wenig Oxycholesterin.

Übungsprogramm: Müdigkeit ade!

*J*etzt ist Schluss mit bleierner Müdigkeit, nicht in die Gänge kommen und zu Dingen ja sagen, die dir überhaupt nicht gefallen! Das Übungsprogramm pimpt den Gene-ral in dir und ermöglicht es dir, das eigene Potenzial frei zu entfalten. Das gelingt wider Erwarten mit sanften Übungen, denn erinnere dich: Der Lebergeist Hun hat auch sanfte Seiten und seine anspruchsvollen Aufgaben benötigen vor allem Blut und Stress-freiheit. Daher liegt der Übungsschwerpunkt darin, die Leber zu durchbluten und ihr wichtige Nährstoffe zuzuführen. Damit die Nährstoffe für die Vitalität greifen können, entgiften wir gleichzeitig die Leberstrukturen. Das weckt auf und vertreibt Müdigkeit! Um Selbstverwirklichung zu ermöglichen, ist eine gute Verbindung von der Innenwelt zur Außenwelt wichtig. Dieses Tor kann über die Augen geöffnet werden. Augenenergie lässt müde Augen wieder strahlen und lebendig werden! Mit dem Basisprogramm aus dem ersten Kapitel bereitest du alle umliegenden Strukturen optimal vor, die mit der Leber zusammenarbeiten.

Besonders wichtig ist der freie Fluss im Pfortadersystem, denn das verschafft der Leber Blut und wichtige Nährstoffe für ihre chemischen Entgiftungsprozesse. Wenn du die Zeit findest, empfiehlt es sich, das Basisprogramm den speziellen Leberübungen voranzustellen. So hast du einen größeren Benefit. Lebersymptome entwickeln sich nicht von heute auf morgen! Meist sind Jahre vergangen, ehe sich die Leber zu Wort meldet. Wenn die Selbstheilungskräfte der Leber angeregt werden sollen, ist regelmäßiges Üben notwendig, bis sich die Symptome verbessern. Probiere aus, wie es dir bekommt, wenn du das tägliche Üben mit der 20-Tage-Leberkur verbindest. Bleib motiviert, wenn nicht sofort eine Veränderung eintritt. Erst bei regelmäßiger Übungspraxis wirst du merken, wie die Müdigkeit aus dem Körper weicht und Platz für die persönliche Entfaltung macht. Bei Schlafproblemen bietet es sich an, die Übungen vor dem Zubettgehen zu praktizieren. Eine gute Möglichkeit zum Üben bietet auch die „kreative Phase" – wenn du nachts wach wirst und nicht mehr einschlafen kannst.

Die Übungen in der Übersicht

1. Libelle – Meridianenergie entfachen
2. Shoelace rechts – Leberdrainage
3. Flankendehnung mit Bolster – Leberdehnung
4. Frosch – Stress lösen
5. Augenenergie – die Tür für den *Hun* öffnen

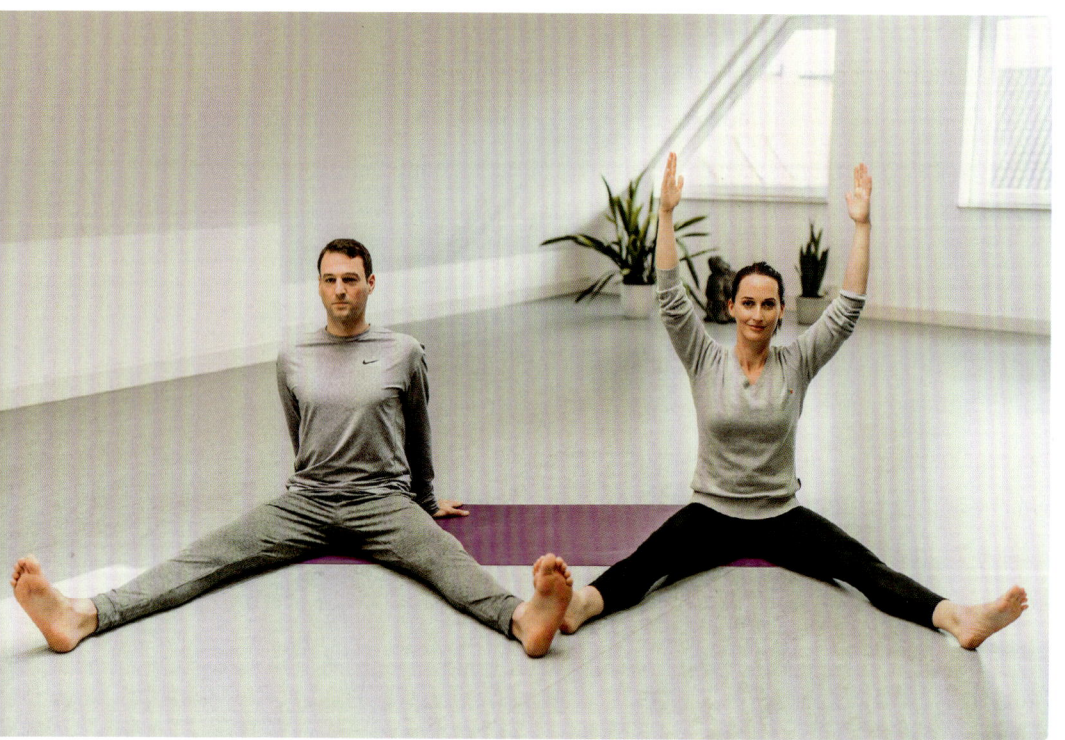

1. Übung: Libelle – Meridianenergie entfachen

Meridiane sind Leitbahnen im Körper, die Lebensenergie (Qi) transportieren und ver-teilen. Probleme innerer Organe können sich in Störungen des Energieflusses im zu-gehörigen Meridian äußern. Bei einem unregelmäßigen Qi-Fluss im Lebermeridian werden Muskel- und Sehnenverhärtungen im Verlauf des Meridians tastbar. Der Druck kann Schmerzen auslösen.

Übungsaufbau: Komm ins Sitzen. Die Beine sind so weit gegrätscht, dass eine leichte Dehnung in den Innenschenkeln spürbar wird. Streck einatmend die Arme Richtung Himmel. Ausatmend senk die Arme hinter den Rücken zur Erde. Die Hände liegen auf, die Fingerkuppen zeigen von dir weg. Dabei hebt sich der Brustkorb leicht. Schließ die Augen und vertiefe die Atmung im Brustkorb. Zum Beenden der Übung stell dir vor, du willst die geschlossenen Augen in den Hinterkopf ziehen. Halte die Spannung kurz und löse. Wiederhole die Augenbewegung fünf Mal und nimm dir danach einen kleinen Moment zum Nachspüren.

Was du bewirkst: Du dehnst das Lebermeridian auf beiden Körperseiten und stärkst die Augenmuskeln.

Warum das wichtig ist: Die Energie im Lebermeridian wird harmonisiert und kann die Leber mit *Qi* versorgen. Die Meridianenergie erreicht auch die Augen. Durch die zusätzliche Bewegung der Augenmuskeln schärft sich der Blick und die Ausstrahlung bekommt einen besonderen Glanz. Das Tor von der Innen- zur Außenwelt wird geöffnet. Das nutzt der *Hun*, um Tageseindrücke zu sammeln und in das Unterbewusstsein einzuflechten. Muskelspannungen im Verlauf des Meridians lösen sich durch die Dehnung auf. Tiefe Atemzüge registriert das vegetative Nervensystem als Entspannung. Der Stresspegel wird herabgesetzt und die Leber entlastet.

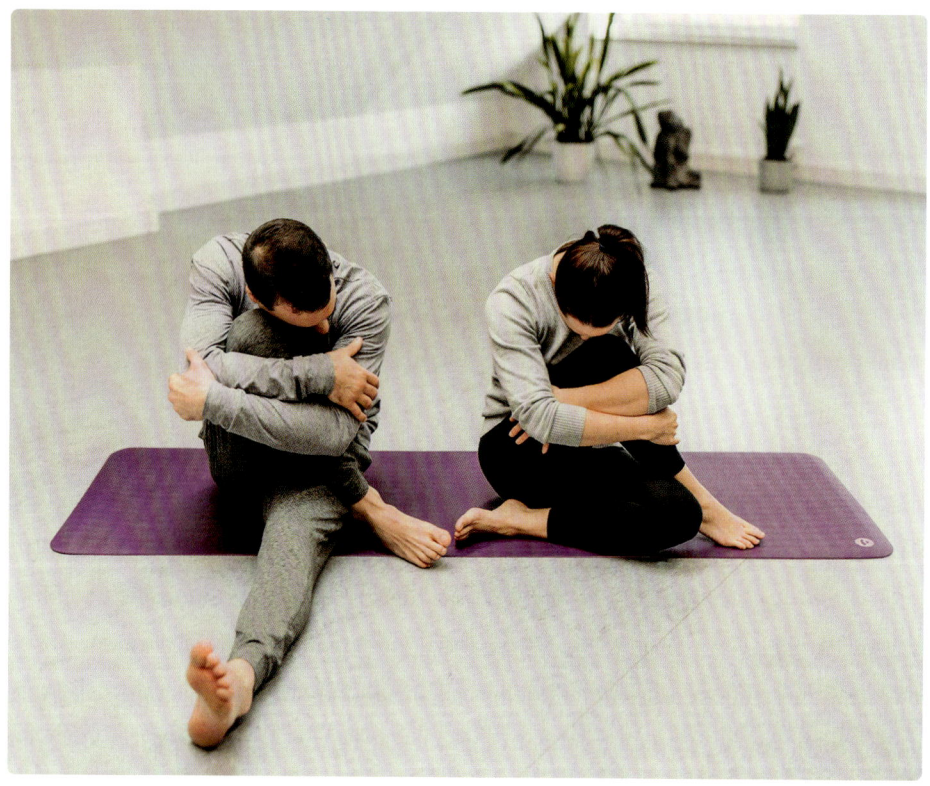

2. Übung: Shoelace rechts – Leberdrainage

Durch die Kombination von Druck und tiefen Atemzügen erfährt die Leber eine Drainage. Wie ein Schwamm saugt sie sich mit Blut voll, vitalisiert die feinen Blutgefäße in den Leberläppchen und wird wieder ausgedrückt. Dabei werden Stoffwechselendprodukte gelöst und weitertransportiert.

Übungsaufbau: Winkle im Sitzen das linke Knie an. Stell den rechten Fuß über das linke Knie zur Erde. Umarm das rechte Knie und neige den Oberkörper und den Kopf in die Beugestellung. Du spürst leichten Druck im rechten Rippenbogen durch das angestellte Knie. Verstärk den Druck achtsam, indem du die Atmung in den rechten Rippenraum lenkst. Bleib bis zu drei Minuten in der Haltung.

Was du bewirkst: Die Leber wird dosiert komprimiert. Durch das Atmen dehnt sich gleichzeitig das fasziale Lebergewebe.

Warum das wichtig ist: Die Übung wirkt wie eine sanfte Leberdrainage. Durch Kompression und Dehnung erhält die Leber Impulse, aufgestautes Blut in andere Organe weiterzugeben. Dadurch wird die Leber entlastet. Sie kann ihren Funktionen als Entgiftungs-, Speicher- und Stoffwechselorgan energiereicher nachgehen. Eine Blutstagnation der Leber führt durch einen Rückstau im Pfortadersystem zu Müdigkeit im ganzen Körper. Durch die Übung beugst du Müdigkeit vor oder kannst bestehende Müdigkeit in Vitalität umwandeln.

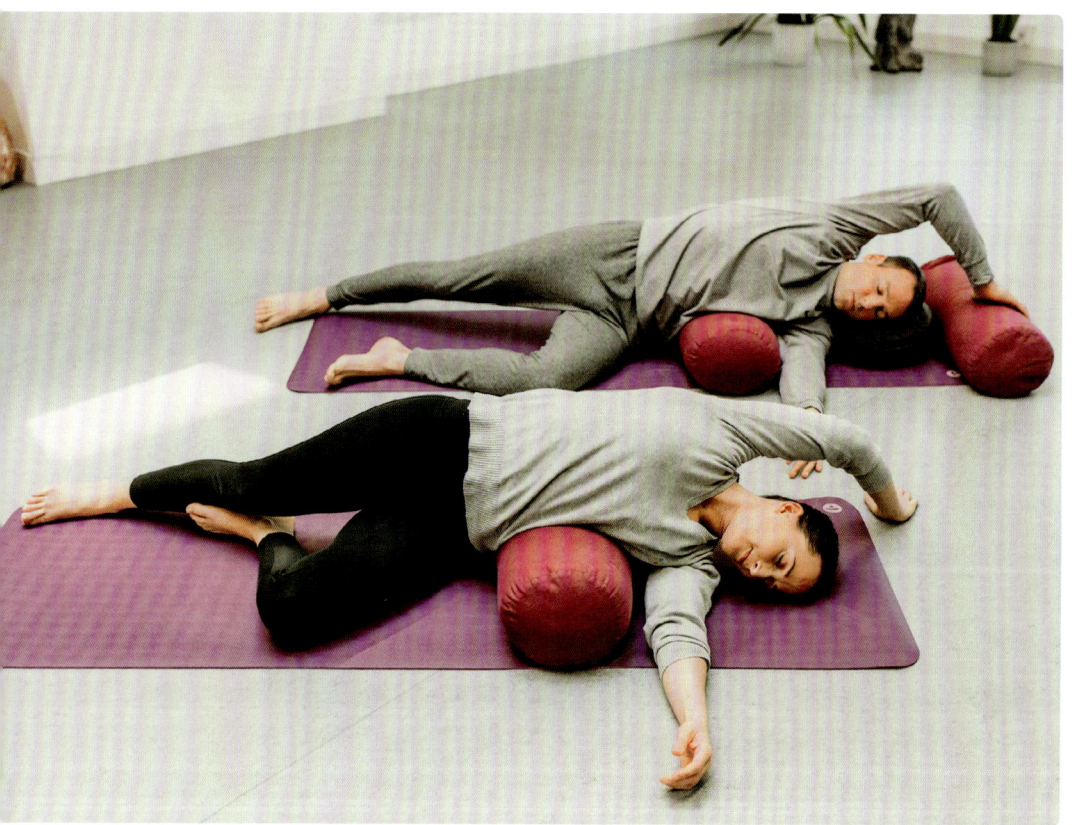

3. Übung: Flankendehnung mit Bolster – Leberdehnung

Biete der Leber Raum und Platz zur Entfaltung! Die Seitneigung über das Bolster schenkt dir sofort ein Gefühl von Befreiung. Endlich gelangt die Atmung auch in die entlegensten Winkel des Brustkorbs. Die Leberkapsel dehnt sich wie ein Pizzateig!

Übungsaufbau: Du liegst auf der linken Seite über einem horizontal ausgerichteten Bolster. Das Bolster ist so unter den Rippen platziert, dass sie gedehnt werden. Der Kopf liegt auf der Erde oder auf einem kleinen Kissen. Der untere Arm ist nach vorne ausgestreckt. Der obere Arm dehnt sich weit über die Flanke. Das untere Bein ist leicht gebeugt, das obere Bein gestreckt. Es entsteht Raum in der rechten Flanke. Atme normal ein und mit einem langem „Huuuu" wieder aus. Die Übung ist nach zwei bis drei Minuten beendet.

Was du bewirkst: Die Rippen der rechten Seite werden mobilisiert und das Muskel- und Fasziengewebe über der Leber wird gedehnt. Selbst die Leberkapsel verliert Spannung. Die Zellen der Leber werden vibrierend aktiviert.

Warum das wichtig ist: Die Leber bekommt Raum, sich mit der Atmung zu bewegen und zu entfalten. Dadurch können leichte Verklebungen mit dem Zwerchfell, dem Darm oder der rechten Niere gelöst werden. Die intrazelluläre Durchblutung der Leber wird durch die tönende Ausatmung verstärkt. Der Ton „Hu" wirkt sich nämlich spezifisch auf das Schwingungsmuster der Leberzellen aus. Interessant ist auch die Verbindung von der Leberkapsel zur Halswirbelsäule. Die Leberkapsel wird vom Phrenikusnerv mit Impulsen versorgt. Der Nerv entspringt aus den dritten bis fünften Halssegmenten. Eine Entspannung der Leberkapsel kann über diese Verbindung Blockaden in der mittleren Halswirbelsäule lösen. Sei deshalb nicht überrascht, wenn du nach der Übung auch deine Halswirbelsäule besser bewegen kannst.

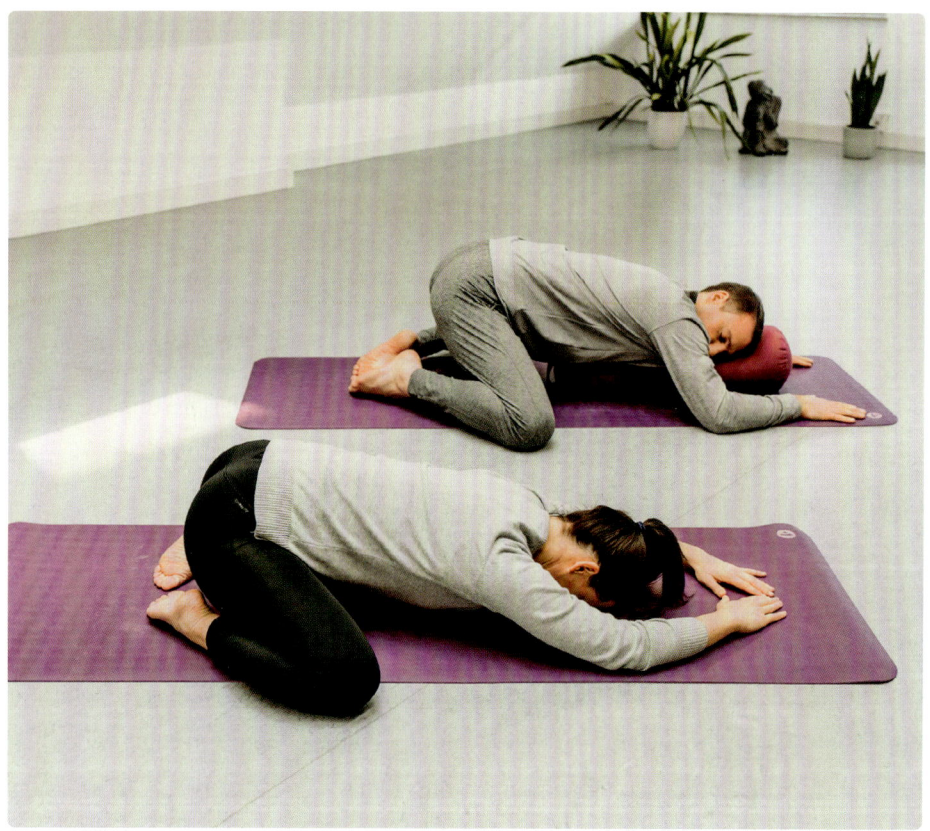

4. Übung: Frosch – Stress lösen

Noch einmal wollen wir Harmonie im Lebermeridian erreichen und langsam in den Entspannungsmodus gleiten. In der Übung „Der Frosch" kann die Symphysenatmung besonders gut geübt werden.

Übungsaufbau: Du sitzt im Kniesitz. Beweg die Knie so weit auseinander, dass eine leichte Dehnung in den Innenschenkeln entsteht. Dann leg den Oberkörper auf der Erde oder auf einem Bolster ab. Der Bauch sollte frei hängen. Führ die Arme nach vorne. Der Kopf liegt auf den Händen oder auf dem Bolster. Der Atem fließt als Symphysenatmung tief in den Bauchraum. Wende nach eineinhalb Minuten den Kopf zur anderen Seite. Nach insgesamt drei Minuten ist die Übung beendet.

Was du bewirkst: Du dehnst das Lebermeridian und schaffst Platz im Bauchraum. Die Atmung kann sich vertiefen und überall hinströmen. Das vegetative Nervensystem schaltet in den parasympathischen Entspannungsmodus um.

Warum das wichtig ist: Das Lebermeridian führt dem Organ Energie zu. Dadurch kann die Wirkweise der Leber verbessert und aufgestaute Energie gelöst werden. Platz und Bewegung im Bauchraum ermöglichen das Repositionieren der Bauchorgane. Durch die vertiefte Atmung wird leberschädigender Stress abgebaut und die Verdauungsaktivität gefördert.

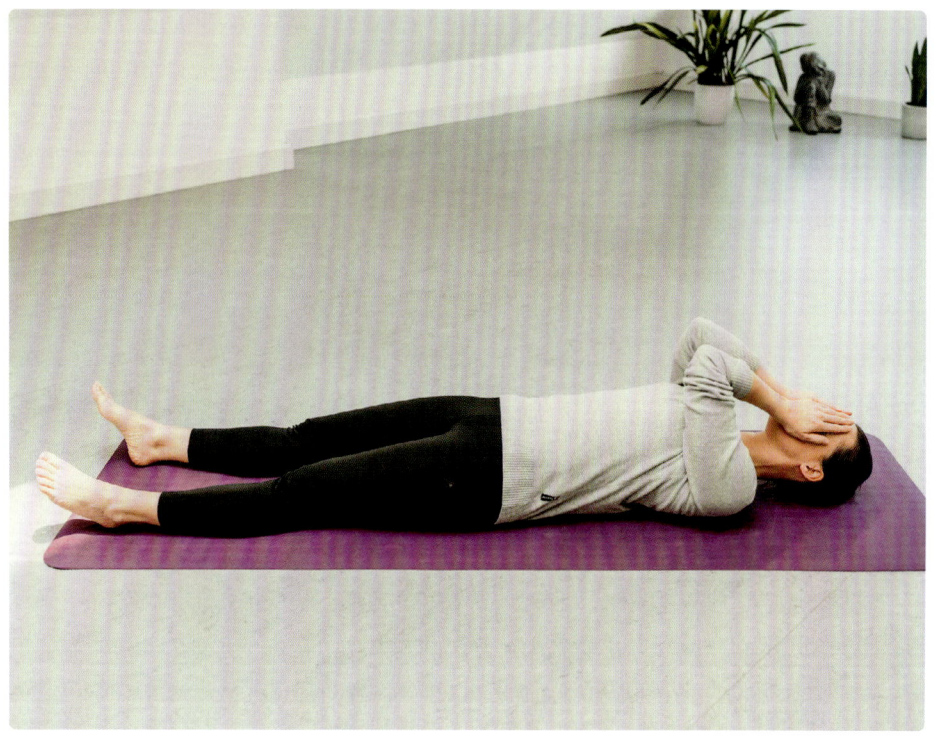

5. Übung: Augenenergie – die Tür für den *Hun* öffnen

So entspannt fällt es ganz leicht, einfach in die Rückenlage und tief in deine Matte zu sinken. Ein guter Zeitpunkt, um etwas für den Seeleninput zu tun. Wenn die Seele gefüllt ist, steht der Selbstentfaltung nichts mehr im Wege! Dann kommen die Ideen zurück, Träume werden transparent und die freigesetzten Kräfte lassen dein besonderes Potenzial endlich explodieren!

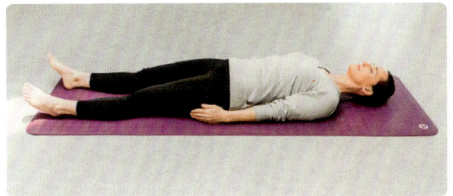 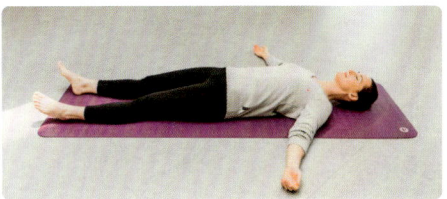

Übungsaufbau: **Komm in die Rückenlage. Schließ die Augen und rubbele die Hand-flächen, bis sie warm vor Energie werden. Leg sie entspannt auf die Augen und ver-tiefe die Atmung. Stell dir vor, die Energie fließt direkt in die Augen und über die Augen in die Seele. Alles in dir beginnt zu leuchten. Du erweckst die treibende Kraft der Entfaltung in dir! Wenn genug Energie in die Augen geflossen ist, leg die Hände erst eng an den Körper und nimm das Gefühl der engen Arme wahr. Jetzt entfalte sie so weit neben den Körper, wie du Platz für dich in Anspruch nehmen möchtest. Spür in das neue Armgefühl hinein und beginne mit deiner seelischen Entfaltung!**

Was du bewirkst: **Durch die Wärme werden die Augen entlastet und die umgebende Muskulatur wird durchblutet. Das vegetative Nervensystem schaltet in den para-sympathischen Entspannungsmodus. Du nimmst wahr, wie gern du dich wieder entfalten würdest und mobilisierst entsprechende Kräfte.**

Warum das wichtig ist: **Du schaffst entlastende Impulse für die Augen. Gerade Com-puteraugen profitieren davon. Die Leber wird durch die tiefe Atmung sanft bewegt. Leichte Verklebungen und akuter Stress lösen sich auf. Das Wichtigste: Du weckst die Leberkraft, die dir bei Selbstverwirklichung und Persönlichkeitsfindung hilft.**

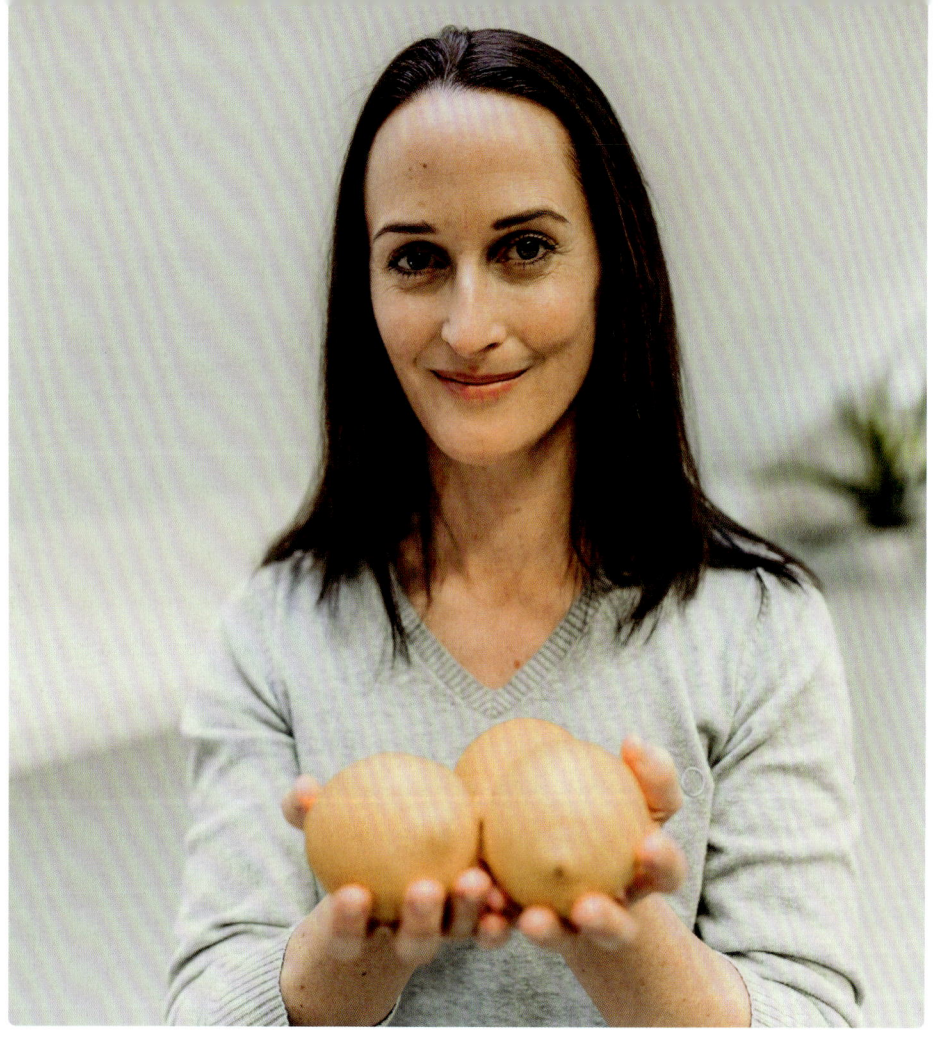

Hausapotheke: Pflanzenpower für die Leber

*D*ie Leber kann sich phänomenal selbst regenerieren, auch wenn du dich schon lange müde fühlst! Pflanzliche Mittel unterstützen die Leberfunktion und nehmen sogar Einfluss auf die Ordnung deines emotionalen Zustands.

Abgrenzung, Schutz und Individualität mit Mariendistel

Wenn dich andauernder Stress plagt, du morgens vor Müdigkeit kaum aufstehen kannst und ganz schleichend zu einem notorischen Ja-Sager geworden bist, ist die Pflanzenpower der Mariendistel die Kraft, die dir gerade fehlt. Sie fördert die Fähigkeit, sich gegenüber emotionaler und physischer Ausbeutung, Manipulationen oder Fremdenergien zu behaupten. Mit anderen Worten fördert sie die Resilienzkraft. Der stacheligen Pflanze werden dazu leberstärkende Eigenschaften zugesprochen. Sie unterstützt die Leberregeneration bei auszehrender Erkrankung, Erschöpfung oder nach einer Chemotherapie. Dazu muss gesagt sein, dass die Mariendistel ihre gewünschte Wirkung nur entfalten kann, wenn du insgesamt besser auf dich achtest!

Wandlung, Anpassung und Dynamik mit Löwenzahn

Löwenzahn ist das Mittel der Wahl, wenn der gesamte Leberstoffwechsel leidet und die Dynamik im Leben fehlt. Die durch den Löwenzahn vermittelte Wandlungs- und Anpassungsfähigkeit bezieht sich demnach gleichermaßen auf Wertevorstellungen, Ideen und Anschauungen, wie auf die Stoffwechselaktivitäten der Leber. Bei leichten Beschwerden hilft es, täglich frische Löwenzahnblätter zu essen oder ein bis zwei Tassen Löwenzahntee zu trinken. Die enthaltenen Bitterstoffe sind ein wahrer Genuss für die Leber und stoppen nebenbei Heißhungerattacken. Auch Radicchio und Artischocke enthalten viele Bitterstoffe und unterstützen den reibungslosen Fluss des Gallensekrets in den Darm.

Die Leber – sexy und sensibel

Mein Geheimrezept bei Hitzewallungen

Hitzewallungen in den Wechseljahren schränken nicht nur die Lebensqualität ein. In den *traditionellen Lehren der Chinesischen Medizin* deuten die Schweißausbrüche auf aufgestaute Hitze in der Leber hin. In den Wechseljahren ist ein leberkühlendes Wasser hervorragend geeignet, um lästige Schweißausbrüche zu stoppen und die Leber abzukühlen. Für eine Portion Leberwasser vermische 100 ml abgekühlten Salbeitee mit 100 ml Kokoswasser. Salbei hat kühlende Eigenschaften und reinigt darüber hinaus die Leber. Kokoswasser wirkt basisch auf den Stoffwechsel. Gib einen halben Teelöffel Kardamom-Pulver dazu und verrühre das Getränk. Bei nächtlichen Hitzewallungen wirkt das leberkühlende Wasser am besten, wenn du es in kleinen Schlucken zur Lebermaximalzeit zwischen 1 Uhr und 3 Uhr nachts trinkst. Im Sommer kannst du das Leberwasser auch in eine Sprühflasche geben und dich damit einsprühen, wenn dir heiß ist und du schwitzt.

Alltagstaugliche Leberkur mit Zitrone und Leinöl

Wenn du dich schon seit Wochen müde fühlst und sich das Gedankenkarussell selbst nachts nicht stoppen lässt, wird es Zeit, sich intensiver um die Leber zu kümmern. Den Anforderungen des Alltags bist du vielleicht gerade nicht mehr gewachsen und die bleierne Müdigkeit der Leber drückt aus, dass sich was verändern muss. Mit der Leberkur für den Alltag tust du dir viel Gutes, ohne dass du zusätzlichen Stress aufbaust. Sie macht aus einer trägen, schlappen Leber wieder eine sexy Leber mit Selbstbewusstsein! Darüber hinaus reguliert sie den pH-Wert im Körper und erfrischt die Zellen und das Blut. Alles, was du dafür tun musst, ist über 20 Tage morgens einen Leberpowerschluck zu trinken und dir abends eine kleine Auszeit mit der Wärmflasche zu gönnen. Für den Powerschluck mixt du dir jeden Morgen den Saft einer halben Zitrone mit einem halben Esslöffel kaltgepresstem Leinöl und trinkst den Schluck auf nüchternen Magen. Das Leinöl muss im Kühlschrank gelagert werden. Es behält seine guten Inhaltsstoffe geöffnet für zirka vier bis sechs Wochen. Eine einfache Methode für die Leberdurchblutung ist eine Wärmflasche vor dem Schlafengehen. Leg die Wärmflasche auf ein feuchtes Leinentuch auf den rechten Rippenbogen. Darüber wickle ein trockenes Handtuch um den ganzen Rumpf oder schmiege dich eng in eine Decke. So bleibt die Wärme lange erhalten. Die feuchte Wärme allein bewirkt schon die Weitstellung der Lebergefäße und damit eine Verbesserung bei der Ausleitung von Giftstoffen.

Wenn du etwas mehr Zeit zur Verfügung hast, lass das feuchte Tuch zuvor in einem Sud aus Löwenzahn, Giersch und Salbei ziehen. Die Kräuter wirken reinigend und werten den Effekt der feuchten Wärme auf! Insgesamt wirkt der Leberwickel schlaf- und durchblutungsfördernd, löst Stress auf und unterstützt die Leber bei ihren Stoffwechselprozessen. Fast noch wichtiger: Der *Hun* bekommt wieder viel Arbeitsmaterial in Form von Blut. Das wirkt sich energetisierend auf das ganze Organsystem und aufbauend für die Seele aus. Aus deiner Müdigkeit erwächst Kreativität und Ausstrahlung!

Mein Tipp: Digital Detox für regenerierenden Schlaf

Gesunder Schlaf ist essenziell für das Wohlbefinden. Die Zeit von 23 Uhr bis 6 Uhr ermöglicht den regenerativsten Schlaf. Im Tiefschlaf generiert der Körper wichtige Energien. Das Immunsystem wird repariert und das Gehirn sortiert alle Eindrücke des Tages. In der REM-Phase (Rapid-Eye-Movement) findet das Träumen statt. Sie beginnt ungefähr 90 Minuten, nachdem wir eingeschlafen sind. Erinnerst du dich an den Lebergeist Hun? Er könnte ein Sinnbild für die REM-Phase einnehmen. In Träumen verarbeitet der Hun alle Eindrücke des Tages, verbindet Erinnerungen, sortiert Wahrnehmungen und speichert neu Gelerntes ab. Ausreichend Schlaf ist wichtig, damit der Hun eine ungestörte Verbindung zum Unbewussten aufnehmen und neue Erfahrungen in das Unterbewusstsein einweben kann. Dadurch lernen wir und entwickeln uns weiter. Zu spätes Essen, Aktivität vor dem Schlafengehen oder eine zu kurze und unterbrochene Schlafzeit stören den Hun bei seinem Werk. Wenn die Leber durch anhaltenden Stress schon während des Tages richtig müde ist, fehlen dem Hun die Baustoffe, beispielsweise Blut, für seine Arbeit und er reagiert gereizt und wütend. Natürlich fällt das Schlafen mit einem aufbrausenden Lebergeist schwer. Er macht dich zwischen 1 bis 3 Uhr wach oder schickt dir eine Hitzewallung oder innere Unruhe.

Stress vor dem Schlafengehen auflösen

Die Leber reagiert sehr empfindlich auf Stress. Chronischer Stress drückt sich in Müdigkeit und Unzufriedenheit aus. In der chinesischen Medizin werden fast alle Stresserkrankungen der Leber zugeordnet. Damit die Leber nachts regenerierende Entgiftungsaufgaben erfüllen und die treibende Kraft der Selbstverwirklichung entwickeln kann, empfiehlt es sich, Stress vor dem Schlafengehen weitgehend aufzulösen. Darüber freut sich auch der *Hun* und du wirst dich mit der Zeit immer besser an deine Träume erinnern. Die Spezialübung „Der Frosch" aus dem Programm für die Leber eignet sich sehr gut als Einzelübung zum Stresslösen und bereitet den Körper auf das Schlafengehen vor. Gedanken, die noch anhaften und dich beschäftigen, kannst du in ein Heft schreiben. Dann wird der Kopf frei und am nächsten Morgen findest du effektive Lösungen für das, was du aufgeschrieben hast. Lass zwischen sportlicher Aktivität und Schlaf mindestens zwei Stunden vergehen, damit das vegetative Nervensystem runterfahren kann. Alle Art von Aktivität, dazu zählt auch Lesen, Fernsehen oder am Handy spielen, machen wach! Insbesondere das Blaulicht des Handydisplays hindert dich am Einschlafen.

Deine Challenge: Digital Detox

Es ist sehr stresslindernd, nicht erreichbar zu sein. Schalte eine Stunde vor dem Schlafengehen alle elektronischen Geräte ab. Zieh den Fernsehstecker aus der

Steckdose. Schalt das Handy aus. Das wird zunächst für Nervosität sorgen. Facebook, WhatsApp und die neuesten Nachrichten sind wie eine Droge! Die ersten Stunden deines Digital-Detox-Versuchs fühlen sich an wie ein Entzug. Mag sein, dass du nervös wirst, dich Heißhungerattacken überkommen oder du schlicht nicht weißt, was du mit der neu gewonnenen Zeit anfangen kannst. Eine Idee ist, die Extrazeit mit dem Leberspezialprogramm zu füllen. Die Übungen schließen deinen Tag ab. Sie stimmen die Leber auf ihre Nachtschicht ein: die Aufgabe, den Körper innerlich zu entgiften. Wenn du durchhältst, bekommst du als Lohn Schlaf, der dich wirklich erfrischt, und schöne Träume! Regenerativer Schlaf verlängert deine Lebenszeit!

Gut zu wissen!

Ein X ist ein Symbol für das Einschalten von Energien. II schaltet Energien aus. Wenn du abends Zeit am Computer verbringen musst, kleb zu Beginn einen Zettel mit dem Symbol X an deinen Bildschirm. Wenn der Computer ausgeschaltet wird, tausch den Zettel mit dem Symbol II. Das signalisiert dem Gehirn: Jetzt ist Schluss! Ich kann mich entspannen.

Nachts das Potenzial entfalten!

Weißt du noch? Der *Hun* ist glücklich, wenn du dein ganzes Potenzial entfalten und die eigene Persönlichkeit entwickeln kannst. Tagsüber bist du vielen Abhängigkeiten im Job, der Familie und dem Alltag unterlegen. Die vielfältigen Aufgaben lassen wenig Raum für die persönliche Entfaltung. Wenn du nachts immer wieder wach wirst und nicht schlafen kannst, deute diese Lästigkeit positiv als einen Weckruf deiner Leber! Wann ist der Zeitpunkt günstiger, seine Kreativität auszuleben und sich ganz frei zu entfalten als nachts, wenn alle anderen schlafen? Der *Hun* schenkt dir in diesem stillen Moment die Möglichkeit, deine eigenen Bedürfnisse zu erkennen und auf sie einzugehen. Statt rastlos im Bett zu liegen und dich zu zwingen wieder einzuschlafen, finde heraus, welche deiner eigenen Fähigkeiten du während des Tages nicht einsetzen und leben durftest. Vielleicht hattest du Lust zu malen, aber keine Zeit! Dann tu es jetzt! Du sehnst dich nach Ordnung, aber über Tage aufzuräumen stresst dich nur? Tu es jetzt und wasch das Geschirr ab, wie eine kleine Meditation. Die besten Ideen für meine Bücher habe ich nachts, denn dann bin ich frei von Fremdeinflüssen und die Träume und Wünsche aus dem Unterbewussten werden transparent. Nicht nur du stehst am Morgen viel zufriedener und wacher auf. Auch der *Hun* ist beeindruckt von dem Potenzial deiner Selbstentfaltung und stolz auf seine Arbeit, sodass er dich bald wieder in Ruhe schlafen lässt!

Zusammenfassend lässt sich sagen, dass Schlaf wichtig für die Regenration des gesamten Körper-Geist-Systems ist. Der *Hun* übernimmt in der Nacht wichtige Aufgaben für die Persönlichkeitsentwicklung, während die Leber sich ausgiebig mit der inneren Reinigung und Entgiftung beschäftigt. Regenerierender Schlaf verhilft zu mehr Vitalität und Ausstrahlung. Erfrischt aufzuwachen verlängert das Leben!

Milz und Magen – Kraft der Mitte

Milz und Magen sind zusammen ein eingespieltes Duo. Aus diesem Grund stelle ich sie in diesem Kapitel zusammen vor. Als dritter Partner sei an dieser Stelle die Bauchspeicheldrüse zu nennen, auf die ich in diesem Buch jedoch nicht näher eingehen werde. Ihre vielfältige Funktion als hormonproduzierende Drüse würde den Rahmen sprengen. Die beiden Organe Milz und Magen sind linksseitig im Körper ungefähr unter dem Rippenbogen zu finden. Die Milz schmiegt sich eng an den Magen an. Auf der Körperrückseite spricht der Raum zwischen dem fünften und siebten. Brustwirbel den Bereich von Milz und Magen durch nervale Verbindungen an. Der Magen besteht aus einem Magenein- und -ausgang (Pylorus und Kardia). Dazwischen liegt der Magenfundus. Der Magen nimmt ankommende Nahrungsbestandteile auf, verdaut sie vor und leitet sie weiter zum Dünndarm. Die im Magen gebildete Magensäure dient nicht nur der Verdauung. Vielmehr agiert sie als Schutzbarriere und eliminiert alles, was nicht in den Körper kommen sollte: Schadstoffe, Viren, Bakterien, zum Beispiel auch Salmonellen, und vieles mehr.

Die Milz ist das größte Organ des Immunsystems. Sie bildet spezielle Abwehrzellen aus, mit deren Hilfe Viren und Bakterien aus dem Blut entfernt werden können. Täglich fließen mehrere Liter Blut durch die schwammartige Struktur der Milz. Alte, fehlerhafte und verformte rote Blutkörperchen bleiben in den Strukturen hängen und werden aus dem Blut herausgefiltert. Der Vorgang heißt Blutmauserung und regt die Bildung von neuem Blut an. In der Schulmedizin findet die Milz als Organ kaum Bedeutung. Man geht davon aus, dass andere Strukturen die Funktion der Milz übernehmen können. Ganz anders in der *Traditionellen Chinesischen Medizin*. Die Milz ist die zentrale Kraft der Mitte und ist maßgeblich an der Gesunderhaltung des gesamten Körper-Geist-Systems beteiligt. Kaum zu glauben, aber sie zählt durch ihre Fähigkeit, Trübes und Klares zu trennen, zu den Verdauungsorganen! Mit dem Magen als starkem Partner an ihrer Seite, ist die Milz in der Lage, den gesamten Körper aufzuräumen und die übrigen Bauchorgane gesund zu halten.

Gut zu wissen!

Der Magen hat sein Arbeitshoch um 7 Uhr bis 9 Uhr morgens. Dann folgt die Milz und bringt von 9 bis 11 Uhr ihre Höchstleistung. Eine gute Zeit für ein warmes und nahrhaftes Frühstück. In den Abendstunden von 19 bis 23 Uhr stellt sich eine Tiefphase ein. Ein spätes Abendessen belastet Magen und Milz und führt zu Schlackenansammlung im Körper.

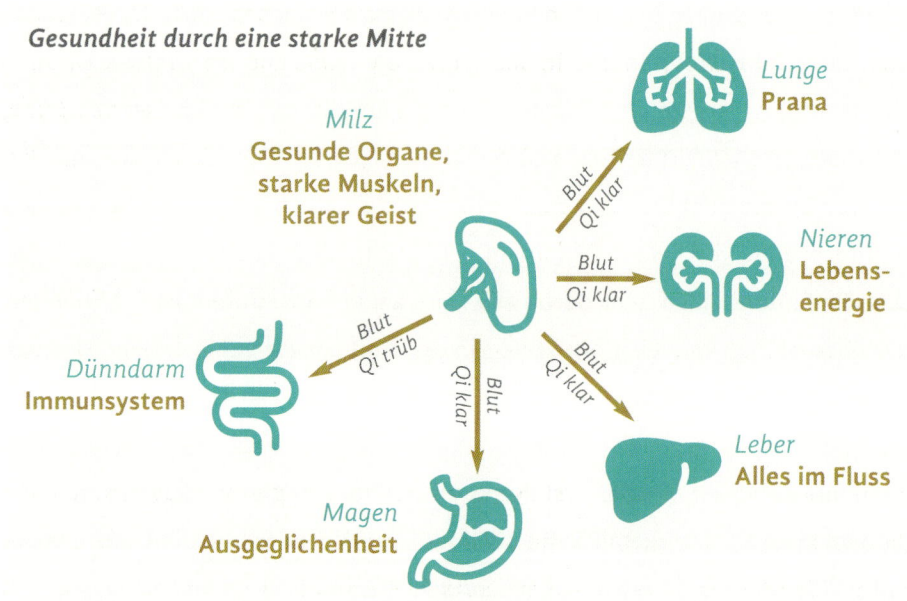

Gesundheit durch eine starke Mitte

Milz
Gesunde Organe,
starke Muskeln,
klarer Geist

Lunge
Prana

Blut
Qi klar

Blut
Qi klar

Nieren
Lebens-
energie

Dünndarm
Immunsystem

Blut
Qi trüb

Blut
Qi klar

Blut
Qi klar

Leber
Alles im Fluss

Magen
Ausgeglichenheit

Ordnung und Klarheit im Körper-Geist-System durch eine gesunde Mitte | © Friederike Reumann

Klarheit für Körper und Geist

Die Milz und der Magen bilden zusammen eine starke Körpermitte. Damit ist eine zentrale Kraft gemeint, die aus der Mitte heraus alle anderen Organe mit den wichtigsten Substanzen versorgen kann. Die Substanzen heißen Blut und Energie (Qi). An dem Wort Qi erkennst du, dass wir uns wieder in der Philosophie der chinesischen Medizin befinden, und du erfährst jetzt, warum die Milz eines der wichtigsten Organe im Körper und dazu ein Verdauungsorgan ist.

Die Milz trennt die täglich ankommende Nahrung ganz simpel in trüb und klar und assimiliert Nähr-Energie aus dem Speisebrei. Die trübe Energie wird in den Darm geleitet und ausgeschieden. Die klare Energie verteilt sich zusammen mit Blut in alle anderen Organe. Dabei koordiniert die Milz, wie viel davon jedes Organ bekommt. Der Magen stellt aus diesem Gemisch die ausgleichende und stabilisierende Kraft der Mitte her. Die Lunge nutzt das Angebot von *Qi* und *Blut*, um den Lebensatem *(Prana)* zu produzieren. Die Nieren formen aus den Baustoffen Energie für das tägliche Leben. Die Aufgabe der Leber ist, das Blut und *Qi* im ganzen Körper reibungslos fließen zu lassen.

Ein gesundes Immunsystem entsteht durch das Entfernen von trübem *Qi* im Darm. Die Milz selbst nutzt die Rohstoffe *Blut* und *Qi* als hebende Kraft. Alle Organe, die Blutgefäße und das Gewebe bleiben an ihrem Platz. Die Milz formt mit *Qi* und *Blut* die Muskeln und überwacht die Muskelfunktion. Durch das Verteilen von Blut und reiner Energie an die Organe entsteht nicht nur Klarheit im ganzen Körper. Auch das Gehirn und das Geistsystem profitieren aus dem Gemisch von reiner Energie und der stabilisierenden Kraft des Magens. Es entsteht zielorientiertes und strukturiertes Denken. In herausfordernden Lebensabschnitten bleibt das Körper-Geist-System ausgeglichen.

Gut zu wissen!

Die Milz ist der Schlüsselpunkt für gesunde und sich selbst regulierende Organe. Wenn jedes Organ genug Energie und Blut bekommt, können alle Aufgaben erfüllt werden. Zusammen mit der ausgleichenden und stabilisierenden Kraft des Magens entsteht Klarheit im gesamten Körper-Geist-System. Wenn die zentrale Mitte Milz und Magen funktioniert,

- sind alle Organe mit ausreichend Energie und Blut versorgt und haben die Fähigkeit zur Selbstregulation,
- sind die Muskeln kräftig, schmerzfrei, schön geformt und beweglich,
- befinden sich alle Organe an ihrem Platz,
- funktioniert das Immunsystem einwandfrei,
- fließt das Blut frei und kontrolliert durch die Gefäße,
- bildet sich eine stabile und klare Ich-Identität,
- kann gut entschieden und beurteilt werden.

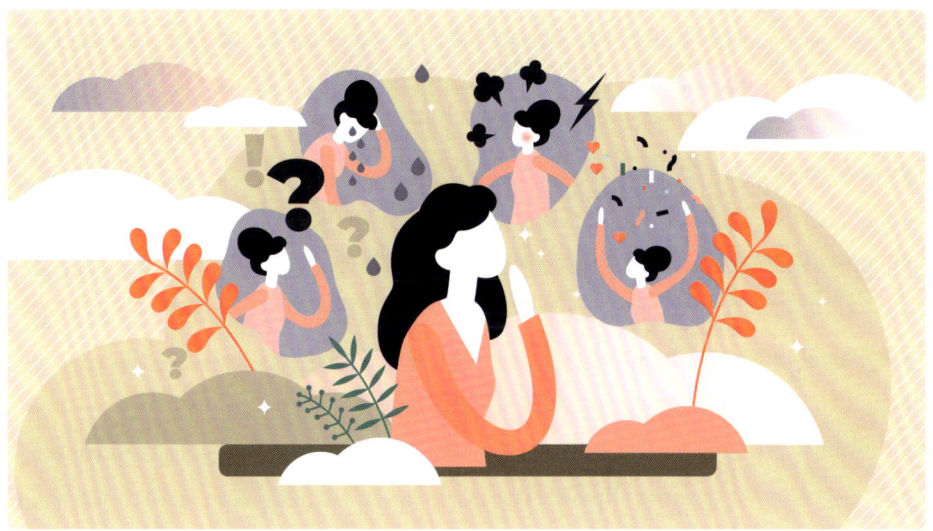

Das Sammelbecken der Gefühle

*D*er Magen ist nicht nur ein Sammelbecken für ankommende Nahrung. Er sammelt auch allerlei Gefühle, beispielsweise Schmetterlinge im Bauch! Auch akute
Stressgefühle wie Überforderung „schlagen auf den Magen". Bei einer gut funktionierenden Milz-Magen-Mitte können Gefühle losgelassen werden und ein Gefühl der Ausgeglichenheit kann entstehen. Alle Denkprozesse, auch die vor einer Prüfung, bleiben
klar und strukturiert. Wenn zu viele Gefühle im Magen anhaften, schwappt das Sammelbecken über, wie ein Swimmingpool nach tagelangem Regen. Es entsteht „emotionaler Körpermüll", der liegen bleibt und sich beispielsweise in den Organen ansammelt.

Milz und Magen - Kraft der Mitte

Wenn sich der emotionale Körpermüll in der Milz sammelt, fängt das Grübeln an. Das Grübeln beginnt meist in der Tiefphase der Milzfunktion: vor dem Schlafengehen. Es wird immer schwieriger für die Milz, unter solchen belastenden Bedingungen die trübe und die klare Nährenergie zu trennen. Auch im Gehirn kommt nun vermehrt trübe Energie an. Durch den „Nebel im Kopf" kann kein klarer Gedanke mehr gebildet werden. Gefühle vermischen sich. In der chinesischen Medizin wird hier schon mit einer Behandlung angesetzt, um Demenz und Alzheimer im Alter zu vermeiden. Findet der Magen kein Abflussrohr von seinem Sammelbecken zu anderen Organen, wächst die magenspezifische Emotion, die Sorge. Es fällt immer schwerer, sich durch ein klares „Nein!" von der Umwelt abzugrenzen, denn die Leber ist langsam involviert. Die Sorge, nicht jedem gerecht zu werden, ist zu stark geworden.

Gut zu wissen!

Milz und Magen reagieren besonders stark auf akute Stresssituationen. Viele Berufsgruppen, beispielsweise Lehrer, Ärzte, Therapeuten, Polizisten und so weiter, sind häufig akuten Stresssituationen ausgesetzt. Hier gilt es besonders, Achtsamkeit für die Organe Milz und Magen zu entwickeln und sie durch eine gesunde Lebensweise zu schützen. Resilienzkraft, eine stabile Ich-Identität und ein klares Körper-Geist-System sind der Dank.

Frühsymptome von Milz und Magen

Die Milz ist immer bestrebt, aus Nährstoffen trübes und klares Qi zu formen und zusammen mit genügend Blut zu den Organen weiterzuleiten. Wenn die Milz durch einen ungesunden Lebensstil zu schwach oder mit viel zu viel Nahrung überhäuft wird, ist die Milz überfordert und kann das klare Körper-Geist-System nicht mehr aufrechterhalten. Aus der „liegen gebliebenen Nahrung" entsteht regelrechter Körpermüll. Die chinesische Medizin bezeichnet diesen Körpermüll als Schleim. Die Schulmedizin spricht eher von „Verschlackung" oder Azidose. Zunächst versucht die Milz, diesen „Müll" loszuwerden, und lagert ihn in andere Organe ein. Damit ist sie so beschäftigt, dass die Milz keine Zeit zur Verfügung hat, um ausreichend Qi und Blut aufzubauen und an die Organe abzugeben. Zunächst kommt nur die starke innere Mitte ins Wanken. Registrierbar wird das in zunehmendem Grübeln, sich sorgen, Unkonzentriertheit und Einschlafproblemen. Werden diese ersten Symptome nicht wahrgenommen, kommen multiple Organzeichen hinzu, denn alle Organe

Milz und Magen – Kraft der Mitte

sind von der Milzfunktion abhängig. Die Lunge kann keinen Lebensatem mehr auf-
bauen. Zeichen von Kurzatmigkeit entstehen. Die Niere reagiert mit einem generellen
Abbau vor allem in der Knochensubstanz und Energiebilanz. Es entstehen Erstsymp-
tome wie Schwindel und Ohrensausen. Die Leber zeigt einen Mangel an Energie und
Blut durch ein Hormondurcheinander an. Auch die Sehnen verformen sich, denn die
Vitalität der Leber offenbart sich in den Sehnen. Der Magen und der Darm rebellieren.
Das spürst du zunächst in Sodbrennen, Blähungen oder plötzlicher Nahrungsmittelunverträglichkeit. Da allen Organen Emotionen zugeschrieben werden, kann es zu
einem Gefühlschaos kommen. Werden diese frühen Organsymptome ignoriert, entstehen gravierende Erkrankungen und Substanzabbau im Körper und im Geist. In der
nachstehenden Tabelle findest du erste Milz- und Magensymptome auf einen Blick!

Erste Milz- und Magensymptome auf einen Blick

- Einschlafprobleme durch zu viel Grübeln
- Sodbrennen und Blähungen
- Ermüdung und geringe Stresstoleranz
- Magenschmerzen direkt nach dem Essen
- Muskelschmerzen
- Schulter- und Nackenverspannungen mit Schwerpunkt auf der linken Seite
- Wiederkehrende Blockierungen im Bereich des sechsten bis neunten Brustwirbels
- Häufige Infekte

Hilfe aus der Schulmedizin

Die Milz hat keine eigenen Laborparameter. In einem großen Blutbild können jedoch ein erhöhter Bilirubinwert und ein niedriger Lymphozytenwert als Zeichen einer Funktionsstörung in der Blutbildung und Blutmauserung auffallen. Bilirubin entsteht, wenn rote Blutkörperchen in der Milz abgebaut werden. Normalerweise kann die Milz durch ihre Lage nicht getastet werden. Ist sie dennoch tastbar, gibt der Befund einen Hinweis auf eine pathologisch vergrößerte Milz.

Die aufschlussreichste Diagnostik des Magens ist durch eine Gastroskopie zu erreichen. Sie wird beispielsweise notwendig, wenn Magenschmerzen chronisch werden oder eine ernste Erkrankung anzunehmen ist. Auch Blutbeimengungen im Stuhl, speziell der sogenannte Teerstuhl, sollten genauestens abgeklärt werden. Die schwarze Verfärbung erhält der Stuhl durch *Hämatin.* Dieser Stoff entsteht, wenn Hämoglobin und Magensäure in Kontakt kommen. Bei Verdacht eines Befalls mit *Helicobacter pylori* gibt es einen leicht auszuführenden und rezeptfreien Test für zu Hause. Binnen weniger Minuten erhält man ein Ergebnis. *Helicobacter pylori* ist ein Bakterium, das die Magenschleimhaut besiedeln kann. Das Bakterium offenbart sich in Symptomen wie Übelkeit, Erbrechen und Bauchschmerzen.

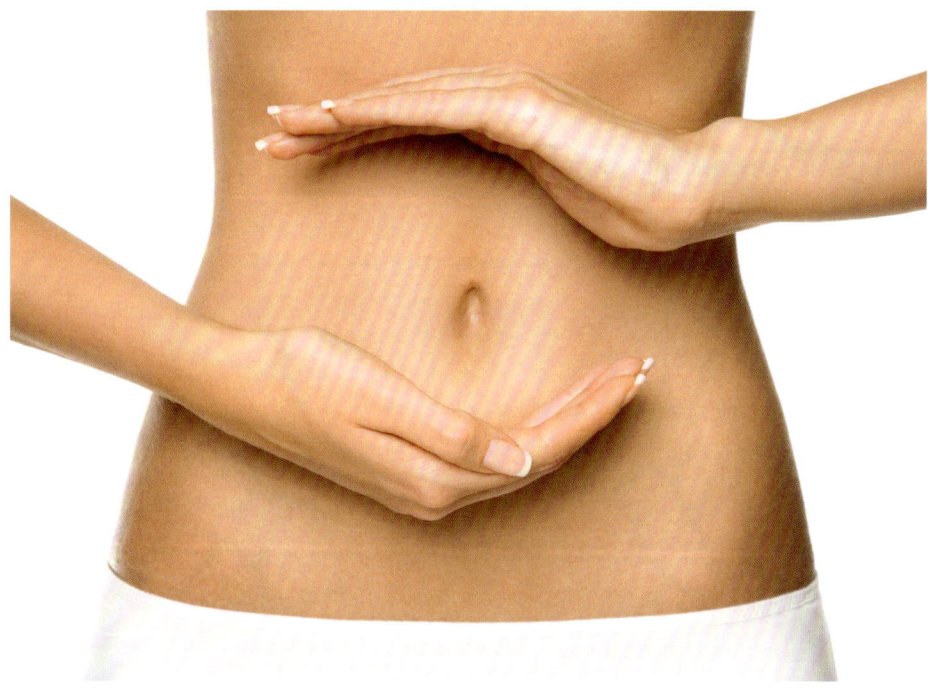

Übungsprogramm: Die stabile Mitte!

W er möchte nicht gerne von einer starken inneren Mitte profitieren, die sich wie ein Bollwerk allen Manipulationen und Problemen im Alltag entgegenstellt? Eine stabile Mitte, gebildet aus den Kräften und den besonderen Energien von Milz und Magen, kann jederzeit wie ein Rückzugsort funktionieren. Hier entsteht Raum, um die Akkus fern von Fremdeinwirkungen ungestört wieder aufzuladen!

Die Übungen in diesem Programm sammeln zerstreute Kräfte aus der Vergangenheit und der Zukunft ein und bündeln sie zu einer zentralen Kraft im Hier und Jetzt. So kannst du präsent sein, klar denken und handeln. Mit einer stabilen inneren Mitte lässt sich der Alltag leichter managen und bewältigen. In dir entsteht eine Kraftquelle, die du, wann immer Stabilität und Klarheit im Alltag benötigt werden, anzapfen kannst. Natürlich erzielst du auch Effekte für die Funktionsverbesserung von Milz und Magen. Das ganze Körper- Geist-System kann sich von Schlacken befreien und wird aufgeräumt.

Die Übungen in der Übersicht

1. Kind: Zurück zur Mitte
2. Shoelace links: Drainage
3. Seehund mit Bolster: Entlastung
4. Der Fisch mit Bolster und Klotz: Segmentmobilisation
5. Wolken verschieben: Klarer Geist

Milz und Magen - Kraft der Mitte

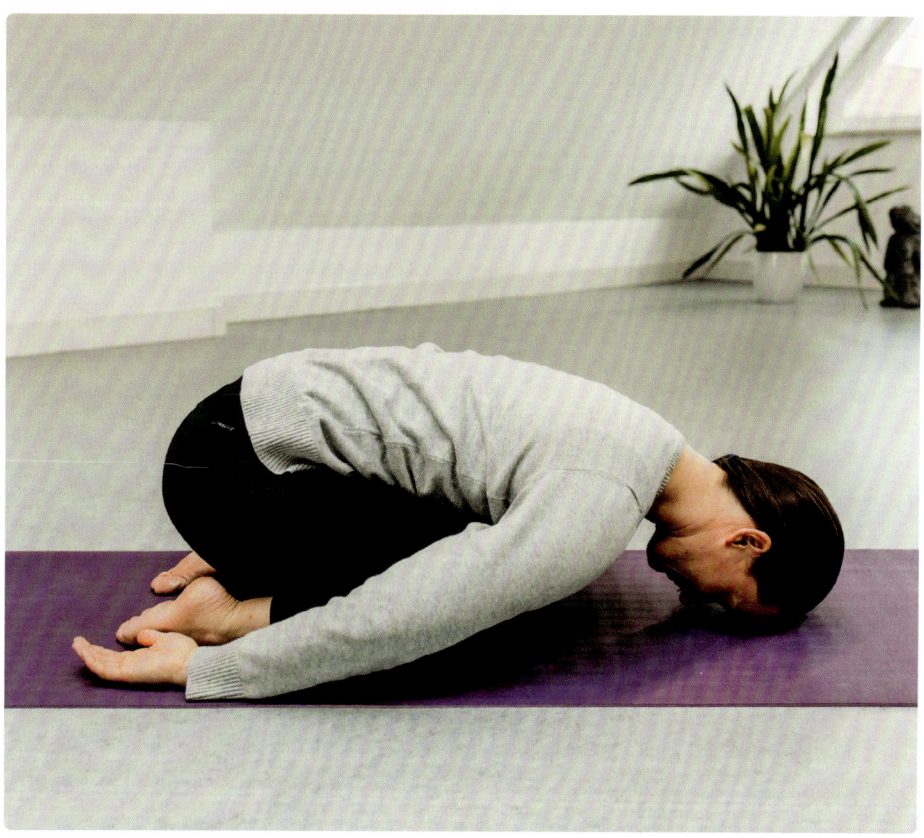

Übung: Das Kind

Diese Position erinnert an Kindsein und alle positiven Gefühle, die damit verbunden sind: Geborgenheit, Schutz und frei von Verantwortung sein. Es ermöglicht einen Rückzug zu sich selbst, dem Kern des Seins.

Übungsaufbau: Komm in den Vierfüßlerstand. Führ das Gesäß zu den Fersen. Die Stirn berührt die Erde. Leg die Arme nach hinten Richtung Füße. Stell sicher, dass der Bauch zwischen den Beinen Platz hat, um sich zu entfalten. Atme tief in den Bauch. Die Übung ist beendet, wenn du innerlich zur Ruhe gekommen bist und dich wieder aufrichten möchtest.

Was du bewirkst: Das Kind führt dich stets zurück zu deiner eigenen Mitte. Du dehnst getriggerte Rückenmuskeln und stärkst das Verdauungssystem. Das vegetative Nervensystem aktiviert den Parasympathikus. Dadurch lösen sich Verspannungen im Muskel-Skelett-System, die Magenaktivität nimmt ab und die Darmperistaltik zu.

Warum ist das wichtig: Die Milz ist zuständig für ein Verdauungssystem im Bauchraum, in dem alle Organe mit Blut und Energie versorgt sind. In der Position das Kind wird Druck von den Organen im Bauchraum genommen. Die Organe können sich neu ausrichten und Blockaden im Fließsystem abbauen. Ein ausgeglichenes vegetatives Nervensystem baut Stress ab. Es ermöglicht das Öffnen und Schließen des Magenein- und -ausgangs. Das verhindert ein Verbleiben und Gären von Verdauungsbrei im Magen. Die angeregte Magenperistaltik kann den ankommenden Speisebrei leichter weiterverarbeiten.

Milz und Magen - Kraft der Mitte

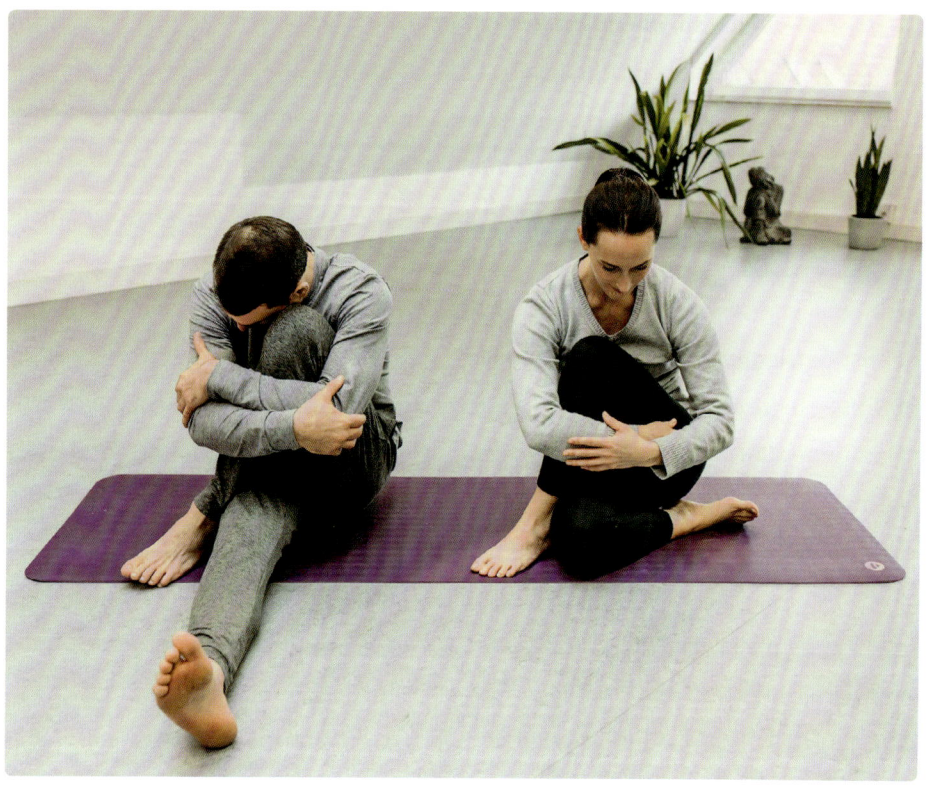

Shoelace links

Durch die Kombination von Druck und Loslassen erfahren der Magen und die Milz eine Drainage. Davon profitiert besonders die Milz bei ihrer Aufgabe der Blutmauserung. Aber auch die Magenpassage wird unterstützt. Der Speisebrei kann besser vorverdaut und weitergeleitet werden.

Übungsaufbau: Winkle im Sitzen das rechte Knie an. Stell den linken Fuß über das rechte Knie zur Erde. Umarm das linke Knie und neige den Oberkörper und den Kopf in die Beugestellung. Du spürst leichten Druck im linken Rippenbogen durch das angestellte Knie. Verstärk den Druck achtsam, indem du die Atmung in den linken Rippenraum lenkst. Ist dir die Dehnung zu stark, kannst du als Variation das rechte Bein lang ausstrecken. Bleib bis zu drei Minuten in der Haltung.

Was du bewirkst: Der Magen wird dosiert komprimiert. Durch das Atmen dehnt sich gleichzeitig das fasziale Magengewebe.

Warum ist das wichtig: Die Übung wirkt wie eine sanfte Magendrainage. Durch Kompression und Dehnung erhält der Magen Impulse auf den Mageneingang und -ausgang. Aufgestauter Speisebrei kann in den Darm abfließen. Dadurch wird der Magen entlastet und Toxinbildung vermieden.

Milz und Magen - Kraft der Mitte

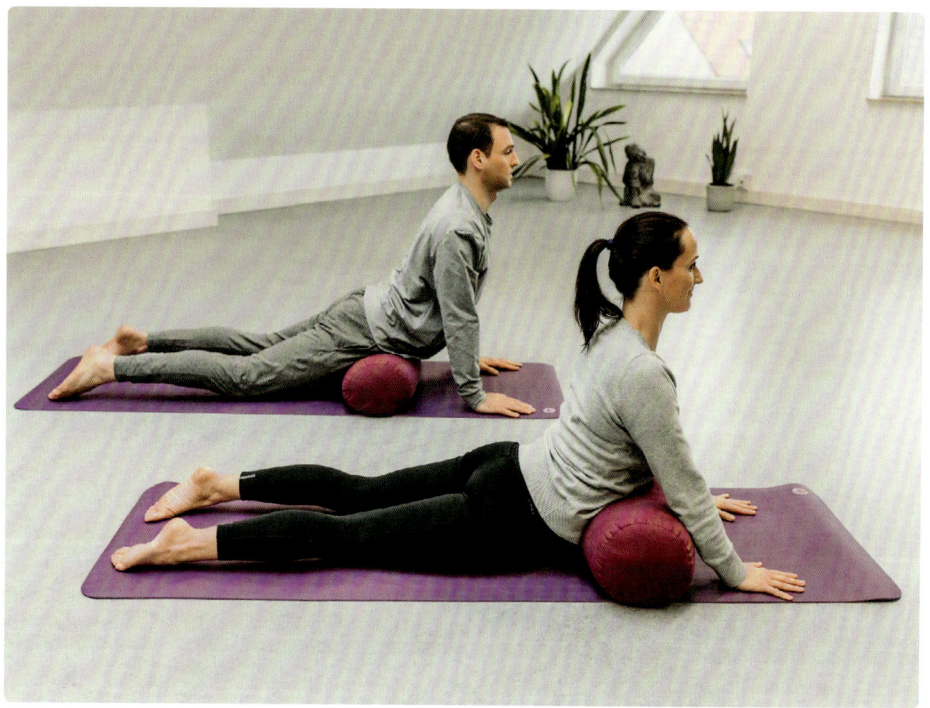

Übung: Seehund mit Bolster

Die Speiseröhre ist etwa 25 cm lang und beginnt auf Höhe des sechsten Halswirbels. Sie mündet kurz nach ihrem Durchtritt durch das Zwerchfell in Höhe des zehnten Brustwirbels in den Magen. Mit der Übung „Seehund" erweiterst du die Engstellen der Speiseröhre, die sie in ihrem Verlauf zum Magen passieren muss. Besonders bei Sodbrennen, Magendruck und einer gebeugten Körperhaltung ist diese Übung eine Wohltat.

Übungsaufbau: Du liegst in der Bauchlage. Schieb das Bolster unter den oberen Bauchbereich. Setz die Hände unter den Schultern auf und streck die Arme durch. Der Oberkörper richtet sich auf und wird von dem Bolster gestützt. Lenk die Atmung in den Bereich Milz und Magen. Wenn die Übung zu intensiv für dich ist, kannst du alternativ ohne Bolster üben oder es weiter nach unten positionieren, so dass die Leisten und der Unterbauch unterlagert sind. Die Übung ist nach drei Minuten beendet. Wenn du früher aus dieser Position herausgehen willst, kannst du das natürlich tun. Spür in der Bauchlage nach.

Was du bewirkst: Du dehnst Speiseröhre, Milz, Magen und Solarplexus und erreichst tiefe Schichten der Bauchfaszien. Die Brustwirbelsäule wird in die Streckung mobilisiert.

Warum ist das wichtig: Wenn das Bolster den oberen Bauchraum stützt, werden Milz und Magen gleich auf dreierlei Weise angesprochen. Durch den Bolsterdruck entfaltet sich das fasziale Gewebe um die Bauchorgane. Das Fließen von Blut und Qi und die Weiterleitung von Verdauungsbrei verbessern sich. Die Streckung im vorderen Oberkörper nimmt Druck von der Speiseröhre und dem Magen und entlastet diese beiden Strukturen. Sodbrennen kann positiv beeinflusst werden. Die Streckung der Brustwirbelsäule ist der dritte Nutzen dieser Übung. Sie erreicht die Segmente der Wirbelsäule, die durch Nervenbahnen mit Milz und Magen verbunden sind, und beeinflusst so die Organe. Wenn du das Bolster unter den Unterbauch gelegt hast, erzielst du statt faszialer Stimulation von Milz und Magen eher einen positiven Reiz auf untere Darmabschnitte.

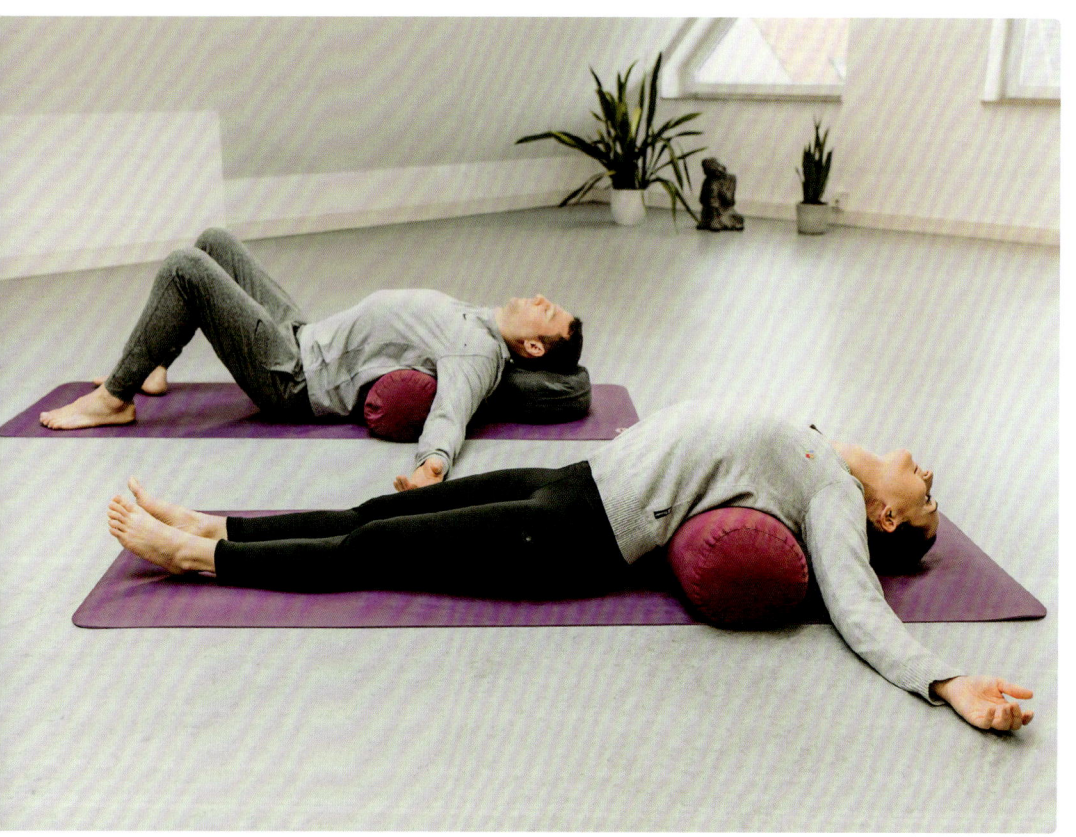

Übung: Der Fisch mit Bolster und Klotz

Das Sammelbecken der Gefühle kann sich leeren. Ganz viel Druck und Sorgen lassen sich abbauen. Nach der Übung fühlt sich nicht nur der Brustkorb beweglicher an. Du kannst auch endlich wieder durchatmen.

Übungsaufbau: Leg das Bolster unter die Brustwirbelsäule. Der Kopf kann entweder auf der Erde oder auf dem Klotz liegen, falls die Dehnung zu intensiv ist. Die Beine sind auf der Erde ausgestreckt. Die Arme liegen ausgebreitet neben dem Körper und die Handflächen zeigen zum Himmel. Die Augen sind geschlossen. Besonders wirkungsvoll ist der Einsatz der Symphysenatmung. Die Übung ist nach zwanzig tiefen Atemzügen beendet. Gern kannst du länger in der Übung bleiben.

Was du bewirkst: Die mit Milz und Magen verbundenen Rückenmarkssegmente werden angesprochen. Die Bauchfaszie wird gedehnt. Du schaffst Freiraum für die Bauchorgane. Das Zwerchfell kann sich gut bewegen. Der Milz und der Magenmeridian werden angesprochen.

Warum ist das wichtig: Restriktionen der mittleren Brustwirbelsäule lösen sich auf. Milz und Magen können gut mit Nervenimpulsen des Sympathikus versorgt werden. Die Dehnung der Bauchfaszie nimmt Druck von den Bauchorganen. Die Eigenbewegung von Milz und Magen wird gefördert. Sie können sich neu ausrichten und Stauungen im Verdauungssystem auflösen. Durch die Atembewegung und die damit verbundene Verschiebung des Zwerchfells werden fasziale Verklebungen der Bauchorgane gelöst und die Organfunktion wird verbessert. Der Milz- und der Magenmeridian regulieren den Fluss von Qi und Blut und kontrollieren die Kraft der Muskulatur. Davon profitiert vor allem die Beinmuskulatur im Verlauf des Meridians. Hier können Muskelschmerzen positiv beeinflusst werden.

Milz und Magen - Kraft der Mitte

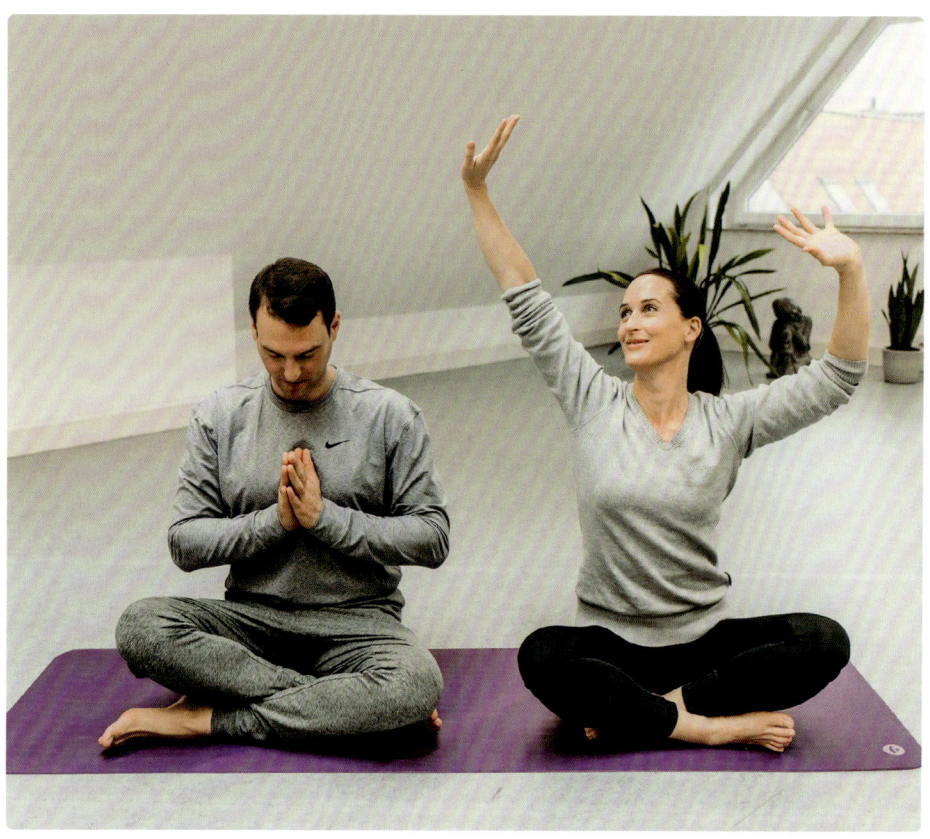

Übung: Wolken verschieben und im Hier und Jetzt ankommen

Schaff dir Lichtblicke, räume deine Gefühle auf! Strecke und räkele dich zum Him-
mel! Hinter der dichten Wolkendecke wird die Sicht wieder klar! Deine Kraft zentriert
sich im Hier und im Jetzt. Du kommst bei dir selbst an.

Übungsaufbau: Komm ins Sitzen. Schließ die Augen und stell dir vor, über dir ist ein wolkenverhangener Himmel. Die Wolkendecke steht symbolisch für anhaftende Gedanken, die den Kopf benebeln. Stell dir nun vor, du verschiebst die dunklen Wolken mit den Händen in alle Richtungen von dir weg. Hinter der dichten Wolkendecke wird die Sicht klar und frei. Falte die Hände vor der Brust und lass den Kopf etwas sinken. Sammle zerstreute Gedanken ein, die sich in der Vergangenheit befinden oder in der Zukunft anhaften. Bündle sie zu einer zentralen, starken Kraft im Hier und Jetzt und lebe den Moment!

Was du bewirkst: Du sortierst Gedanken und schaffst Klarheit im Kopf. Du mobilisierst den Brustkorb und die Aufhängungen des Magens.

Warum ist das wichtig: Klarheit in den Gedanken zu finden und den Kopf aufzuräumen entlastet die Milz und beugt wohl auch Demenz vor. Die Eigenbeweglichkeit des Magens wird gefördert. Der Magen kann sich frei um seine physiologische Achse bewegen und gut verdauen. Insgesamt räumt die Übung das Körper-Geist-System auf.

Beckers Apotheke: Ein gesunder Start in den Tag – nicht nur für die Milz

Die Milz hat ihre Maximalzeit morgens zwischen 9 und 11 Uhr. Der Zeitraum bietet sich daher für ein nährstoffreiches Milzfrühstück geradezu an! Denn jetzt braucht das kleine schwammartige Organ viel Power, um Körpermüll zu entsorgen, Energie und Blut zu produzieren und diese Wertstoffe an alle übrigen Organe zu verteilen. Die Milz braucht zum Frühstück ein vollwertiges, nahrhaftes Essen, gerne etwas süß und von breiartiger Konsistenz. Ideal passt hier ein Müsli, in dem wertvolle und essenzielle Inhaltsstoffe auf praktische Art und Weise in der Ernährung untergebracht werden. Ein Esslöffel kaltgepresstes Leinöl beispielsweise sorgt für natürlichen Zellschutz durch unverzichtbare Omega-3-Fettsäuren. Schon nach wenigen Tagen spürst du die ersten Ergebnisse: Solch ein Müsli ist ein Energie-Kick am Morgen, der lange anhält! Es wird einem Mangel an Vitalstoffen vorgebeugt und Defizite werden ausgeglichen.

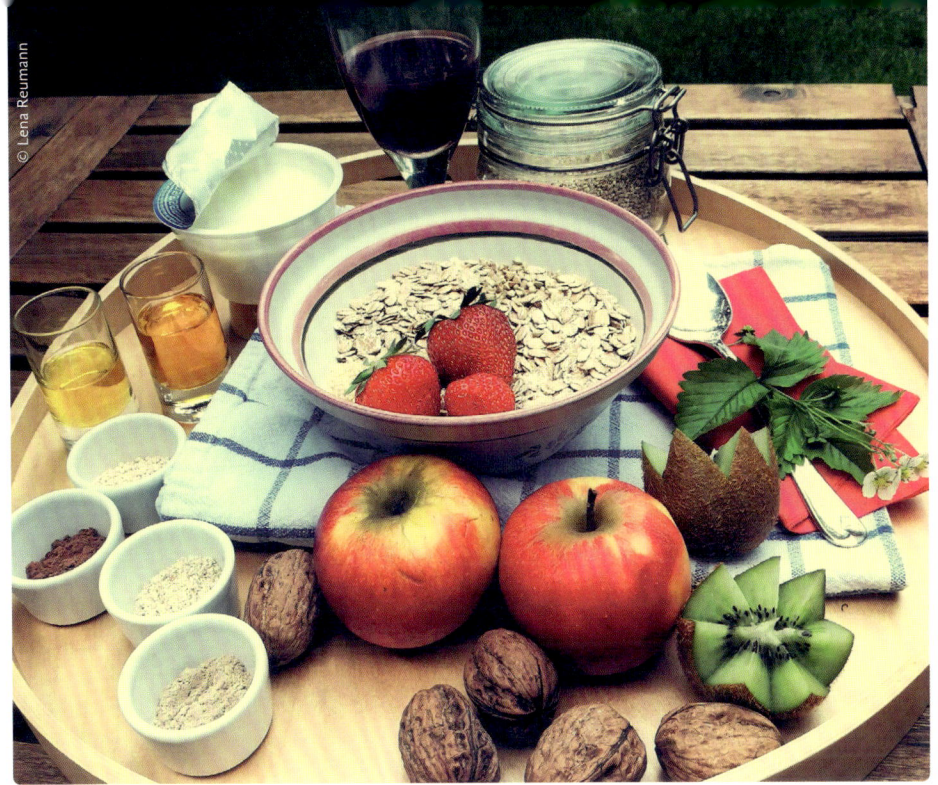

„In unserer Beratung haben wir schon immer nach Wegen gesucht, Beschwerden bereits auf dem Level der Ernährung oder Ergänzung zu behandeln. Vor vielen Jahren haben wir ‚Dr. Beckers Bio-Müsli' konzipiert, eine Art Baukasten für diverse Müslibestandteile. Der große Vorteil unseres Müslirezepts liegt darin, dass verschiedene Ingredienzien mit wertvollen und essenziellen Inhaltsstoffen auf praktische Art und Weise in der Ernährung untergebracht werden können. Niemand käme auf die Idee, täglich beispielsweise einen Teelöffel Traubenkernmehl pur zu sich zu nehmen. Ebenso wenig würden viele einen Esslöffel voll kaltgepresstem Leinöl als Genuss bezeichnen ... Mit den Bausteinen in unserem Müslirezept wird die tägliche Dosis von natürlichem Zellschutz und unverzichtbaren Omega-3-Fettsäuren elegant verabreicht", ist Apotheker Olrik Becker überzeugt.

Milz und Magen - Kraft der Mitte

Die Grundlagen für ein Bio-Müsli nach Dr. Becker:
nährstoffreiche Körner und Flocken

Haferflocken bilden eine vollwertige Müsligrundlage. Hafer ist das hochwertigste heimische Getreide. Am Vorabend eingeweicht, steigerst du die Bekömmlichkeit noch weiter. Bis auf Weizen eignet sich jedes andere Getreide auch. Mittlerweile findet man zunehmend wieder Urgetreidesorten wie Emmer, Kamut oder Einkorn. Gerade Einkorn ist wegen seines enorm hohen Selen-Gehalts sehr zu empfehlen. Wer auf eine kohlenhydratreduzierte Ernährung achtet, kann anstelle der genannten Getreidesorten auf Quinoa oder Amaranth zurückgreifen. Diese sogenannten Pseudogetreide zeichnen sich durch sehr hochwertiges Eiweiß aus, sind allerdings erst nach gut 15 Minuten köcheln verzehrfertig (und kommen meist leider den weiten Weg aus Südamerika zu uns).

Einweichen mit Hafermilch und Co.

Egal welches Getreide du wählst, Einweichen ist immer eine gute Idee. Wem Wasser zu neutral ist, kann zu Hafer- oder Mandelmilch greifen. Hier gibt es mittlerweile eine große Auswahl an Milchalternativen. Gerade Hafermilch schmeckt gut und unaufdringlich. In der Kombination mit einem Esslöffel Flohsamenschalen erhält man eine joghurtähnliche Konsistenz. Flohsamenschalen quellen in Flüssigkeit sehr stark auf und liefern Ballaststoffe zur Regulierung der Verdauung.

Hochwertige Gimmicks

Buchweizen

Wer auf Gluten verzichten muss, der greife zu Buchweizen. Dieser enthält neben allen essenziellen Aminosäuren, den Eiweißbausteinen, viel Eisen und hat einen noch höheren Vitalstoffgehalt! Buchweizenkeimlinge brauchen nicht vorgekocht zu werden. Ihr nussiges Aroma kann durch Anrösten noch stärker betont werden.

Goldhirsekeimlinge

Für einen bissfesten Kontrast sorgen Goldhirsekeimlinge, die außerdem gut für Haut, Haare und Nägel sind.

Sesam

Sesamkörnchen sind eine hervorragende Kalziumquelle und helfen durch einen hohen Lezithingehalt sogar beim Stressabbau. Wer keinen Sesam mag, kann als Alternative Mohn wählen.

Sojalezithin-Granulat

Mit essenziellen ungesättigten Fettsäuren liefert Sojalezithin-Granulat einige Bausteine für mehr Energie und Ausdauer! Die darin enthaltenen Phospholipide sind wichtig für den Zellaufbau und die Zellatmung und unterstützen die Leberfunktion. Davon profitiert natürlich auch die Milz, denn Leber und Milz müssen eng zusammenarbeiten. Als Zugabe für das Müsli reichen ein bis zwei Teelöffel.

Milz und Magen - Kraft der Mitte

Erdmandelflocken

Erdmandeln sind keine Mandeln, sondern die Knöllchen des Erdmandelgrases. Daher eignen sich die Flocken auch bei Nuss-/Mandel-Allergie. Im Müsli können sie sowohl für Süße als auch für schnellere Sättigung durch ihre Ballaststoffe sorgen, denn Erdmandelflocken enthalten dreimal so viel Ballaststoffe wie Vollkorn. Sie sind reich an Vitamin E und Magnesium.

Traubenkernmehl

Zellschutz durch antioxidative Polyphenole bietet Traubenkernmehl. Der wird immer dann besonders wichtig, wenn du Umweltgiften ausgesetzt bist, Medikamente einnehmen musst oder an einer chronischen Erkrankung leidest.

Reichlich saisonales und regionales Obst

Saisonales regionales Obst sind einzigartige Vitaminspender und Energiebooster! Der Körper kann am besten ein bis zwei Fruchtsorten auf einmal verstoffwechseln.

Leinöl

Leinöl ist reich an Omega-3-Fettsäuren. Es senkt den Blutdruck, den Blutzuckerspiegel sowie die Blutfettwerte. Darüber hinaus verzeichnet Leinöl positive Effekte auf die Verdauung und reguliert die Darmtätigkeit. Die wertvollen Inhaltsstoffe bieten eine hervorragende Möglichkeit, sich vor Krankheiten zu schützen.

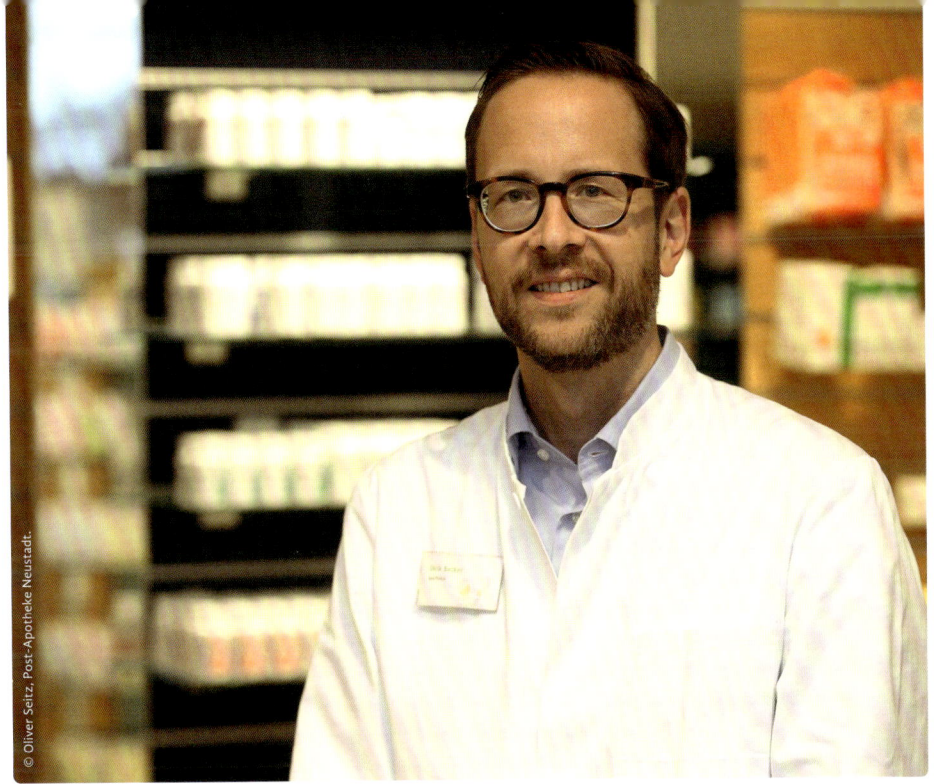

↑ *Olrik Becker*

Ein Wort zu den Mengen oder der pharmazeutischen Dosierung

Bei den Getreidesorten ist die Menge davon abhängig, wie viel der Organismus braucht, um mindestens vier Stunden bis zur nächsten Mahlzeit zu überbrücken. In dieser Zeit kann der Insulinspiegel, der nach Kohlenhydratzufuhr steigt, wieder herunterreguliert werden und der Körper verbrennt Energiedepots (Fett!). Probiere dich hier aus, bis du deine individuelle Müsli-Menge gefunden hast!

Milz und Magen - Kraft der Mitte

Mein Tipp: Aufräumen!

*D*u befindest dich wieder tief in der Philosophie der Traditionellen Chinesischen Medizin, in der die stabile innere Mitte aus den Bauchorganen Milz und Magen gebildet wird. Zusammen erschaffen die beiden Partnerorgane ein gesundes Körper-Geist-System. Doch es ist die Hölle los, wenn du das harmonische Gleichgewicht durch ungesunden Lebensstil durcheinanderbringst! Besonders ungesunde Nahrungsmittel und die Masse der Nahrung stellen hier große Probleme dar! Der hektische Alltag zwingt die Verhaltensweise auf, minderwertige, billige Nahrungsmittel massenhaft in sich hineinzustopfen, anstatt hochwertige, satt machende Lebensmittel als kostbare Medizin wertzuschätzen. Dazu kommt die Bewegungsfaulheit unserer Generation. Dieser brisante Mix aus zu viel minderwertigem Essen und Bewegungsmangel lässt nach den Lehren der Traditionellen Chinesischen Medizin Schleim entstehen. Wie schon erwähnt, ist Schleim ein Synonym für die im Volksmund bekannten Schlackenstoffe. Das Wegräumen des Schleims, du kannst ihn auch als Körpermüll bezeichnen, fällt in den Aufgabenbereich der Milz. Wenn mehr Müll, beispielsweise durch ständiges Essen, bei der Milz ankommt, als sie trennen und wegschaffen kann, bleibt der Müll liegen.

Zunächst versucht die Milz den Müll dorthin zu schaffen, wo Platz ist. Hohlorgane bieten sich hier an! Sammelt sich über Jahre immer mehr Körpermüll an, weil die Lebensgewohnheiten nicht geändert werden, entstehen aus dem chinesischen Symptom *Schleim* folgenschwere Erkrankungen. Die Milz ist durch die Mehrarbeit so müde geworden, dass sie nicht mehr genug *Blut* und *Qi* produzieren und in die anderen Organe abgeben kann. Natürlich leidet darunter das ganze Organsystem. Wenn sich eine Vielzahl verschiedenster Krankheits- und Organsymptome zeigt, ist es demnach unerlässlich, die Milz effizient zu unterstützen. Hier bist du gefragt! Die Umstellung der Lebensgewohnheiten mit mehr Bewegung und gesunder Ernährung liegt in deiner Hand. Natürlich kannst du auch eine Vielzahl an Medikamenten schlucken und deine Selbstverantwortung abgeben. Zufriedener und gesünder wirst du dich dadurch nicht fühlen! Das Zufriedensein wird sich erst einstellen, wenn du selbst deine Mitte wieder in Ordnung gebracht hast. Also fang an, aufzuräumen!

Gut zu wissen!

Eine vergrößerte Prostata entsteht häufig durch zu viel Druck im Bauchraum. Dafür verantwortlich ist zumeist eine jahrelange Ansammlung von *Schleim* durch eine geschwächte Körpermitte und eine Fehlstellung des Kreuz- und Darmbeins. Eine osteopathische Behandlung, in Verbindung mit Veränderung der Essgewohnheiten, wirkt sich positiv und präventiv auf die Gesundheit der Prostata aus.

Milz und Magen - Kraft der Mitte

Krankheit durch eine müde Mitte

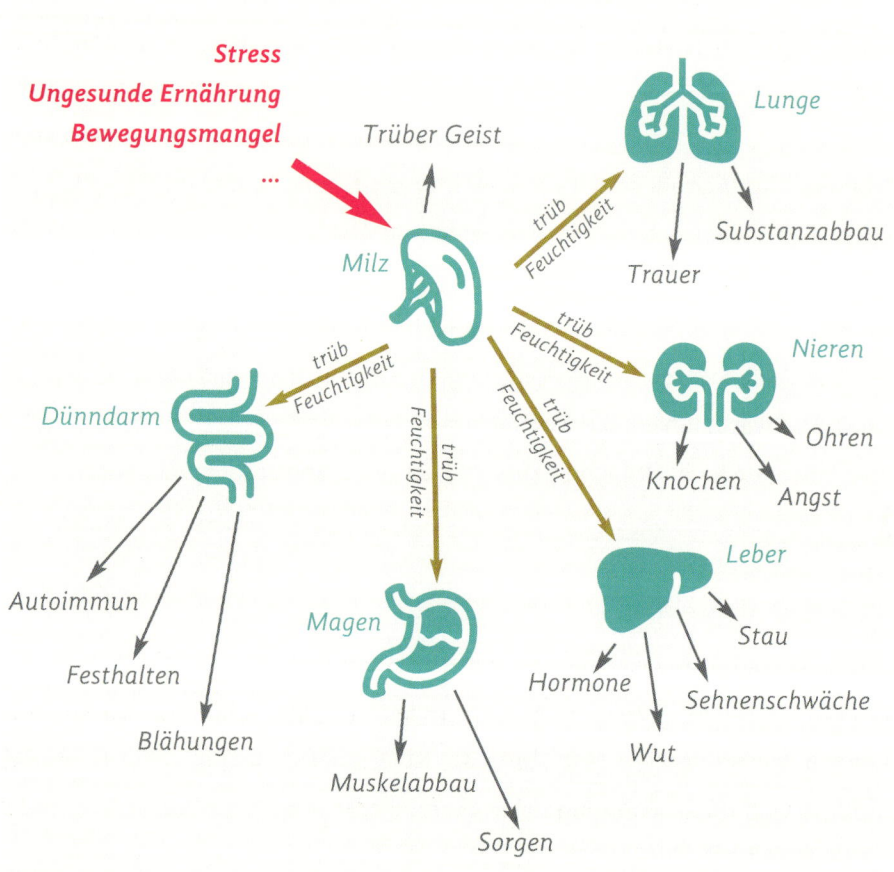

Stress
Ungesunde Ernährung
Bewegungsmangel
...

Trüber Geist

Milz

Lunge

trüb Feuchtigkeit

Substanzabbau

Trauer

trüb Feuchtigkeit

Nieren

trüb Feuchtigkeit

Dünndarm

trüb Feuchtigkeit

Ohren

Knochen

Angst

Autoimmun

trüb Feuchtigkeit

Magen

Leber

Festhalten

Stau

Blähungen

Muskelabbau

Hormone

Sehnenschwäche

Wut

Sorgen

Durcheinander im Körper-Geist-System durch eine müde Milz | © Friederike Reumann

Wie entsteht Körpermüll?

Durch unseren opulenten Lebensstil! Die Milz ist durch zu viel, zu schnelles und ständiges Essen überlastet: Bevor sie das ankommende Essen verarbeiten kann, kommt schon neuer Speisebrei an. Wohin mit all dem Zeug? Weil es schnell geht, schleust die Milz den entstehenden Körpermüll in andere Organe ein. Statt dem Superfood *Blut* und *Qi* gibt's nur noch Körpermüll für alle Organe! Zu kalte oder zu heiße Nahrung und Getränke sind ebenfalls eine Last für die Milz und bewirken einen Mangel an Energie. Ein stressiger (Berufs-)Alltag, gepaart mit Bewegungsmangel, vermüllt die zentrale Mitte ebenso. Geistige Arbeit und Grübelprozesse bis spät in die Nacht belasten die Milz genauso wie feuchte Temperaturen.

Körpermüll vermeiden

Milz-Gesundheit zu fördern ist einfach und leicht in den Alltag integrierbar. Du musst nur umdenken und die Lebensgewohnheiten verändern. Wichtig ist, nicht alles sofort umzusetzen, sondern einfach anzufangen! Damit bewirkst du schon viel für die Homöostase – das Gleichgewicht des Körper-Geist-Systems. Effektiv ist insbesondere die Umstellung der Ernährungsgewohnheiten.

Milz und Magen – Kraft der Mitte

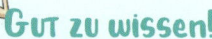

Gut zu wissen!

Die Milz hat ihr Leistungstief zwischen 21 und 23 Uhr. Vermeide es, nach 19 Uhr zu essen, damit die Milz sich nicht mit ankommendem Nahrungsbrei beschäftigen muss, sondern mit der inneren Reinigung beginnen kann. Du unterstützt sie noch mehr, wenn du abends etwas „Vorverdautes" wie Suppe, Brei oder Wokgemüse isst.

Morgens von 9 Uhr bis 11 Uhr hat die Milz ihr Leistungshoch. Mit natürlich gesüßtem und nährstoffreichem Frühstück kannst du die Leistungskraft der Milz verstärken. Ein gesundes Haferflockenmüsli mit einer frischen Fruchtsorte ist optimal.

Grundsätzlich liebt die Milz breiige, leicht süße und warme Nahrung. Halte zwischen den Mahlzeiten eine Pause von vier Stunden ein. Die Pause unterstützt die Milz bei der inneren Reinigung des Körpers!

Auf einen Blick

- morgens nahrhaft, süß (eine Fruchtsorte) und breiig essen
- mittags Hauptmahlzeit und Rohkost
- abends vorverdaut (z. B. Wokgemüse, Suppe), nicht zu spät essen
- dazwischen vier Stunden Esspause einhalten

Körpermüll wird schnell und effizient beseitigt, wenn du regelmäßig Sport treibst und Bewegung in den Alltag integrierst. Die Bewegungsform für Milz und Magen sollte ausgleichend zum Alltag sein. Extremsport eignet sich für die beiden Partnerorgane nicht. Wähle stattdessen stresslösende Bewegungsformen wie Yogaflows oder Stand-up-Paddling in der Natur. Beweg dabei möglichst viele Muskeln, denn erinnere dich, dass die Milz sich in der Muskulatur ausdrückt und für ein dynamisches Muskelsystem gebraucht wird. Ausdauersportarten wie Joggen, Radfahren und Tanzen sind ideal und passen gut zu Milz und Magen. Versuch, Bewegung schon in den Arbeitsalltag zu integrieren. Steh öfter vom Schreibtisch auf und streck dich. Geh Treppenstufen, anstatt mit dem Fahrstuhl zu fahren, und verschieb geistige Arbeit auf die frühen Morgenstunden, um die Hochphase der Milz voll auszukosten.

Alternative Medizin für die Stärkung der Milz

Mit ein bisschen Hilfe aus der alternativen Medizin kannst du auch die innere Struktur der Milz aufbauen. Eine achtwöchige Milz-Kur mit Ailgeno-spag.-Tropfen in der Dosierung 3 x 10 Tropfen täglich regt den Stoffwechsel der Milz an. Dazu passt Mariendistel, wenn der Leukozytenwert im Blutbild niedrig ist und das Symptom der Müdigkeit überwiegt. Wenn die Magenschleimhaut stressbedingt gereizt ist, kann Omnibiotic Stress das Mittel der Wahl sein, um die Schleimhaut zu heilen.

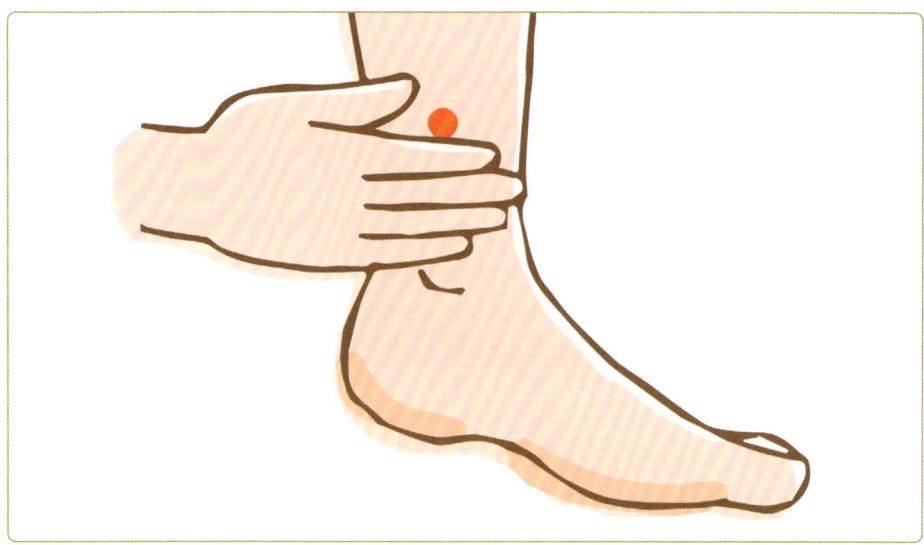

Weidinger Mischungen (W14 oder W15 mit viel frischem Ingwer) sind Rezepturen aus der Chinesischen Medizin und werden bei einer Schwächung des *Milz-Qi* gegeben. In der Akupunktur wird der Punkt Milz 6 zur Unterstützung der Milz genadelt. Er bewegt *Blut* und *Qi* zu den anderen Organen und stärkt die Mitte auf körperlicher und geistiger Ebene. Er kann Feuchtigkeit umwandeln und ist durch diese Fähigkeit eine große Hilfe bei der Beseitigung von Körpermüll. Der Punkt eignet sich auch zur Akupressur. Du kannst ihn leicht selbst behandeln, indem du ihn mit leichtem Druck für drei bis fünf Minuten anregst. Du findest den Punkt Milz 6 an beiden Füßen, drei Fingerbreit (drei Cun) über den Innenknöcheln. Dort fühlst du ihn in einer Kuhle hinter dem Schienbein. Nutze die effektive Behandlung von Milz 6 für die tägliche Selbstpflege.

〉〉〉〉〉 Exkurs: Sichtbare Schlacken!

Noch einmal zur Erinnerung: Die Milz ist immer bestrebt, aus Nährstoffen trübes und klares Qi zu formen und zusammen mit genügend Blut zu den Organen weiterzuleiten. Wenn die Milz durch einen ungesunden Lebensstil schwächelt oder mit zu viel Nahrung überhäuft wird, ist das Organ restlos überfordert. Der halbverdaute Nahrungsbrei bleibt vor den Pforten der Milz liegen, wie viele kleine Müllsäcke, und beginnt zu gären. Je länger der Körpermüll liegen bleibt, desto mehr Gifte entstehen und der ganze Müll beginnt zu stinken. Natürlich weist der Körper dich wieder auf die drohende Gefahr hin und versucht die stinkenden Gase loszuwerden. Es entsteht als Symptom Mundgeruch. Wie du weißt, bezeichnet die chinesische Medizin diesen Körpermüll als Schleim. Die Schulmedizin spricht eher von Azidose. Der Volksmund nennt das Ganze schlicht Verschlackung. Verschlackungen sammeln sich auch im feinen Muskelgewebe an und werden als punktueller Schmerz, dem sogenannten Triggerpunkt, fühlbar. Egal, welche Bezeichnung du selbst für Körpermüll wählen möchtest, immer stellt er eine Belastung für den Körper dar. Schlackenstoffe verkleben Strukturen und bewirken Funktionseinschränkungen im betroffenen Gewebe. Lagert sich der Schleim in einem Hohlorgan ab, wird sich das Organ reaktiv meist vergrößern. Das kann der Beginn für gravierende Krankheiten sein.

Um eine genauere Vorstellung von der Klebkraft der Schlacken zu bekommen, eignet sich die Honigmassage. Die Technik der Honigmassage vermag oberflächliche

Schlacken, die sich in der Haut angesammelt haben, an die Oberfläche zu transportieren und sichtbar werden zu lassen. Der an die Hautoberfläche beförderte Körpermüll kann aussehen wie Kaugummi, sogar eine bräunliche Färbung annehmen oder unangenehm riechen. Besonders imponierende Effekte durch die Honigmassage können anhand der Behandlung von der großen lumbalen Rückenfaszie erzielt werden. Im *Nieren-Kapitel* erfährst du noch, warum gerade in diese Struktur besonders viele Schlacken aufgenommen und gespeichert werden. Für den Versuch brauchst du einen robusten Partner, denn die Honigmassage ist durch ihre besondere Technik nicht ganz schmerzfrei. Zum Schluss kann das Honig-Schlacken-Gemisch leicht mit einem feucht-warmen Tuch abgenommen werden.

Gut zu wissen!

Die Honigmassage bewirkt eine lokale Mehrdurchblutung im Hautgewebe. Nährstoffe werden in die Hautzellen transportiert, der Zellstoffwechsel wird angeregt und die Hautporen werden geöffnet. Oberflächliche Schlacken werden befreit. Reflektorisch wirkt sich das Aufräumen auch auf tiefe Körperschichten aus. Die Kombination von Durchblutung und Entschlackung ist eine große Arbeitserleichterung für die Milz. Dein Nutzen ist die Reduktion von Verspannungsschmerzen und eine bessere Beweglichkeit. Die Haut wird zart wie ein Babypopo.

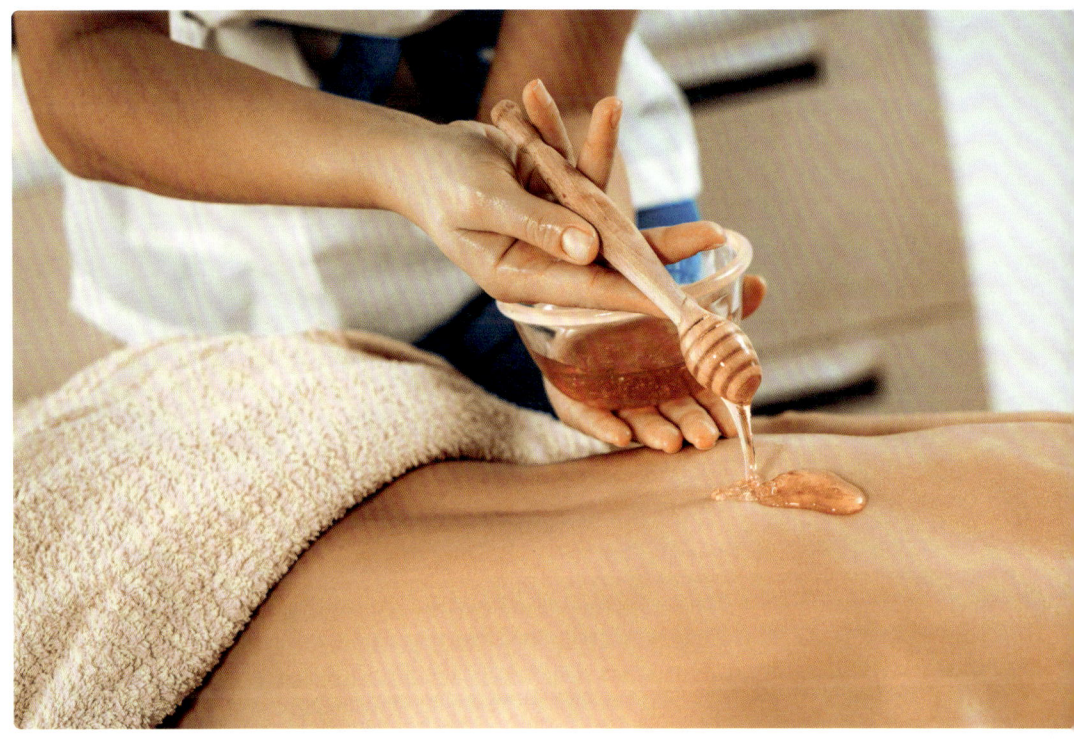

Griff für die Honigmassage

Für die Rückenmassage brauchst du einen Partner und einen Topf naturbelasse-
nen, recht flüssigen Waldhonig. Der Partner liegt mit freiem, unbehaartem Rücken
auf dem Bauch. Nimm eine kleine Portion Honig aus dem Topf und verteile den
Honig auf dem unteren Rücken. Dann leg beide Hände flächig auf die Haut und
zieh die Hände mit einer schnellen Bewegung wieder ab.

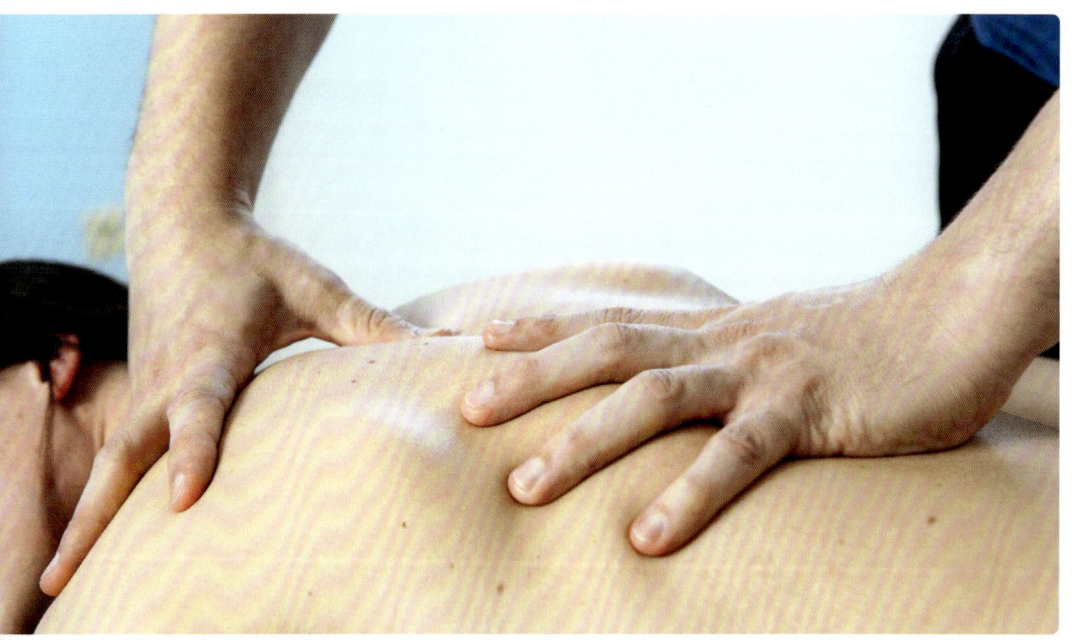

Massageverlauf

Wiederhole die Griffe am ganzen unteren Rücken, bis die Haut rot wird und sich die Hautporen öffnen. Nach ein paar Minuten zeigen sich winzige Schlackenstückchen. Manchmal erreicht man bei der ersten Massage nicht mehr, als der Haut nur diese kleinen Schlackenkrümelchen zu entlocken. Dann lohnt es sich, die Massage zwei Tage später zu wiederholen. Vielleicht hafteten die Schlacken in tieferen Gewebsschichten an oder der Partner war noch nicht bereit, den Körpermüll loszulassen. Auch das habe ich in meiner Praxis oft erlebt.

Bleib nicht zu lange auf einer Stelle, sondern wechsle die Hautareale. Sonst wird es für den Partner schmerzhaft und die Haut verfärbt sich blau. Wenn es für den Partner zu unangenehm wird, beende die Massage, auch wenn keine Schlacken sichtbar werden. Häufig kannst du schon während der ersten Massage kaugummiartige Schlacken aus der Haut ziehen.

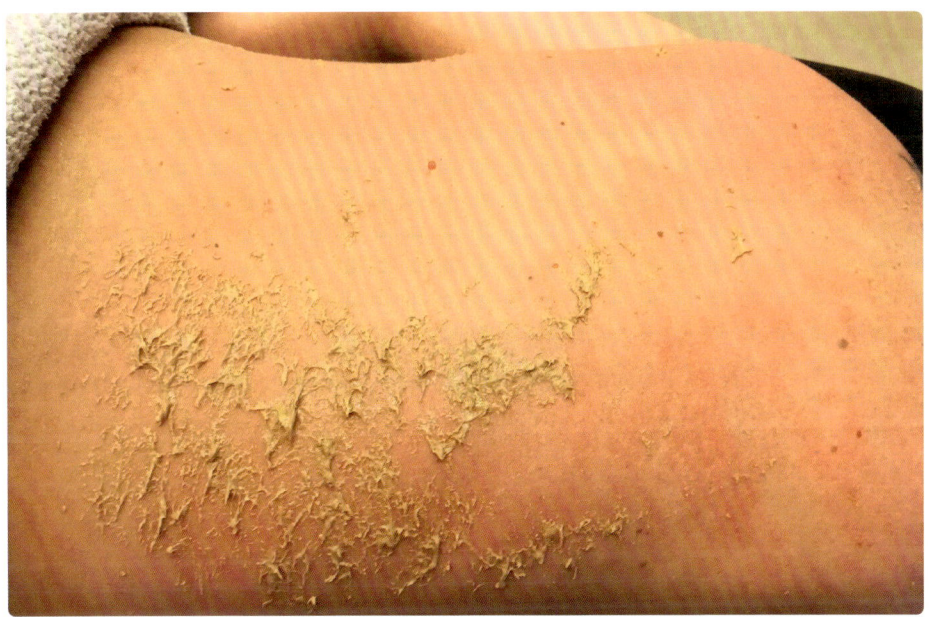

Das, was du siehst, ist natürlich ein Gemisch aus Schlacken und Honig. Im Körper haben abgelagerte Abfallstoffe eine andere Struktur. Der Massage-Test soll dir nur eine Vorstellung von Schlacken geben und erklärbar machen, warum Körpermüll Organe und Muskeln verklebt und unbrauchbar werden lässt.

Die Nieren – Essenz des Lebens

Normalerweise besitzt jeder Mensch zwei bohnenförmige Nieren, die wie ein Klärwerk für den Körper funktionieren. Sie befinden sich rechts und links neben der Wirbelsäule. Die untere Begrenzung für den Nierenpol bildet die Höhe des dritten Lendenwirbels, die obere Begrenzung die Höhe des elften Brustwirbels. Jede Niere ist von einer Kapsel umgeben, die sie vor äußeren Verletzungen schützt und mit dem umgebenden Gewebe verankert. In der äußeren Nierenrinde wird der Urin in den Nierenkörperchen gebildet. Im Inneren der Nieren befindet sich das Nierenmark mit zahlreichen Blutgefäßen und Nierenkanälchen. Durch die Nierenkanälchen gelangt der gefilterte Urin über das Nierenbecken in den Harnleiter und zur Harnblase. Während des Atemvorgangs verschiebt das Zwerchfell die Nieren im Bauchraum auf und ab. Dafür nutzen sie den sich in unmittelbarer Nachbarschaft befindenden Iliopsoasmuskel als eine Art Gleitschiene. Der raffinierte anatomische Aufbau der Nieren ermöglicht die Funktion als Körperklärwerk. Sie filtern Körpermüll, Giftstoffe und verbrauchte Moleküle aus ankommenden Flüssigkeiten. Alles, was der Körper noch brauchen kann, wird zusammen mit Wasser rückresorbiert. Daraus ergibt sich die zweite lebenswichtige Aufgabe der Nieren: Sie regulieren den Wasser-Elektrolyt-Haushalt im Körper und erhalten ein ausgeglichenes Verhältnis von Säuren und Basen. Darüber hinaus entstehen in den Nieren wichtige Hormone zur Blutbildung. Aktives Vitamin D wird den Knochen zur Verfügung gestellt.

In den *traditionellen Lehren der Chinesischen Medizin* leisten die Nieren noch viel mehr! Sie schützen die Essenz des Lebens, die über die Dauer unseres Erdenaufenthalts bestimmt. Die Lebensessenz wird von den Nieren nur für herausfordernde Situationen im Leben freigegeben: schwere Erkrankungen, Schwangerschaft, Abbau giftiger Stoffe, chronischer Stress und extreme Lebenssituationen. Durch das Hüten der Lebensessenz sind die Nieren bei jeder Erkrankung die treibende Kraft für Regenerations- und Heilungsprozesse. Wenn du am Limit lebst und die warnenden Körper- und Seelenzeichen ignorierst, zwingst du die Nieren, immer mehr Essenz zu verbrauchen. Dadurch verschwendest du wertvolle Lebenszeit.

Gut zu wissen!

Nach der chinesischen Organuhr haben die Nieren den Tageshöhepunkt zwischen 17 und 19 Uhr. Wir empfinden diesen Zeitraum als Leistungs- und Energiehoch. Die Nieren verwerten jetzt auch Medikamente am besten. Das Leistungstief der Nieren stellt sich zwischen 5 und 7 Uhr morgens ein. Deswegen ist es empfehlenswert, den Morgen mit einem Glas stillen Wasser zu beginnen, um die Nieren kräftig durchzuspülen, aufzuwecken und zu reinigen.

Die Nieren - Essenz des Lebens

Das wahre Bauchgefühl

Die Definition bei Wikipedia beschreibt das Bauchgefühl als Intuition. An diesem Punkt erinnere ich gern wieder an die Traditionelle Chinesische Medizin mit den Organgeistern als Sinnbild für alle geistig-seelischen Funktionsaspekte der Organe. So wohnt auch den Nieren ein Geist inne, der mit Zhi beschrieben wird. Intuition, das was der Volksmund und Wikipedia unter Bauchgefühl verstehen, wird demnach von Zhi entwickelt. Das funktioniert, indem Zhi den allerersten Gedanken in dir festhält und manifestiert. Diese Gedanken entstehen zunächst unbewusst als eine Art somatische Marker der Zustimmung oder Vermeidung. Sicherlich warst du schon frisch verliebt. Das ist der Inbegriff der somatischen Zustimmung; freudiges Herzrasen, Glückseligkeit, freies Durchatmen! All das sind Zeichen des Zhi, dir mitzuteilen: „Mach das! Das ist gut für dich und risikoarm!" Das intuitive Gefühl, einer Gefahr auszuweichen, beispielsweiser einer Gruppe bedrohlicher Gestalten im Dunkeln, ist ein somatisches Gefühl der Vermeidung. Hier schickt der Zhi eher ein aufgeregtes Herzrasen, Engegefühl in der Brust, der Bauch zieht sich zusammen, zittrige Beine, ein „Hau ab! Das ist gefährlich!". Die Nieren stellen dir durch den Zhi eine effektive Alarmanlage bereit und verhelfen zu Selbstschutz bei Gefahr! Ob du das Risiko trotzdem eingehst, ist eine bewusste Entscheidung und nicht mehr im Zuständigkeitsbereich des Zhis. Denn wenn es allein nach dem Zhi ginge, würde er dir stets ermöglichen, willensstark, zielgerichtet und risikoarm das Beste für dich im Leben zu erreichen.

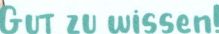

Gut zu wissen!

Hör auf das erste Bauchgefühl des *Zhi*. Es ermöglicht dir, risikoarm das Beste in deinem Leben zu erreichen! Freudiges Herzrasen, Glitzer in den Augen, Kribbeln im Bauch und echtes Lachen sind somatische Marker der Zustimmung. Die besten Entscheidungen entstehen aus dem Bauch heraus!

Wenn die geistig-mentale Wirkweise der Nieren durch exzessive Lebensweise oder chronische Krankheit geschwächt ist, leidet auch der Wille, etwas erreichen zu wollen. Es fehlt die Kraft des *Zhi*, etwas zur Verwirklichung eigener Ziele zu riskieren. Immer mehr verfällt der Mensch in eine emotionale und körperliche Starre. Nach der Traditionellen Chinesischen Medizin spiegelt sich eine durch die Nieren bedingte körperliche Starre in der Knochenstruktur und den Ohren wider. Osteoporose, X- und O-Beine, Glasknochen und Brüche weisen auf einen Funktionsverlust der Nieren und einen vermehrten Verbrauch der Lebensessenz hin. Auch Tinnitus, Schwindel und Hörverlust geben dir den Hinweis, jetzt wirklich etwas für die Gesunderhaltung der Nieren tun zu müssen. Bei emotionaler Starre ist häufig nur noch Kraft für das tägliche Dahinleben vorhanden. Nichts ist von Interesse. Die somatischen Marker des Bauchgefühls werden nicht mehr wahrgenommen. Dadurch verlieren sich die Intuition und der Selbstschutz.

Das Flaschenmodell der Lebenskraft

W*as wäre, wenn dir jemand eine Flasche voll Superkraft und purem Genuss schenken würde? Dazu kämen warnende Worte, diese kostbare Kraft nicht verschwenderisch zu verbrauchen und die Flasche nur im Notfall zu öffnen. Würdest du sie trotz der Warnung öfter als nötig öffnen und das Risiko eingehen, mehr als erforderlich davon zu verbrauchen, nur um an die Superkräfte zu gelangen?*

Genau so eine Flasche bekommst du zur Geburt geschenkt. Auch das beinhaltet die Philosophie der Chinesischen Medizin. Mit der Geburt bekommst du eine Portion Lebenselixier geschenkt und den Nieren wird zugetragen, die Lebensenergie für dich zu bewahren und zu schützen. Es gibt nur einen Haken! Die Nieren können die Essenz schützen, besitzen aber nicht die Fähigkeit, sie wiederherzustellen! Daher entscheiden die Nieren sehr überlegt, wann sie dir etwas von dieser kostbaren Superkraft geben. Plausible Gründe wären die Heilung einer ernsten Erkrankung, Schwangerschaft, um neues Leben hervorzubringen, und täglich vielleicht auch eine kleine Dosis für Heilungs- und Regenerationsprozesse. Durch das Streben nach Status, Macht, Anerkennung und materiellen Dingen in der heutigen Leistungsgesellschaft raubst du den Nieren unwissend Lebensessenz.

Die Nieren müssen vermehrt Superkraft abgeben, damit der Körper und der Geist sich von den Süchten und Gewohnheiten des Lebens erholen können. Ich behaupte, dass ein Großteil der Menschheit unwissend ist, so einen Schatz in sich zu tragen, und nicht vermag, die Dauer des Lebens durch einen gesunden Lebenswandel eigenverantwortlich mitzubestimmen.. Da die Nieren keine Lebensessenz herstellen können, wird die Flasche des Lebens mit jedem Zug leerer, bis das Leben endet. Wenn die Flasche leer und die Essenz verbraucht ist, sterben wir.

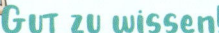

Gut zu wissen!

Damit verschleuderst du deine Lebensessenz!

- Chronischer Stress und Druck
- Zu wenig Schlaf
- Rauchen, Alkohol und andere Drogen
- Exzessiver Lebensstil
- Ungesunde Ernährung
- Bewegungsmangel
- Zu wenig Wasser
- Nicht Auskurieren von Krankheiten
- Unnötige Operationen
- Viele Schwangerschaften
- Übertriebene Diäten

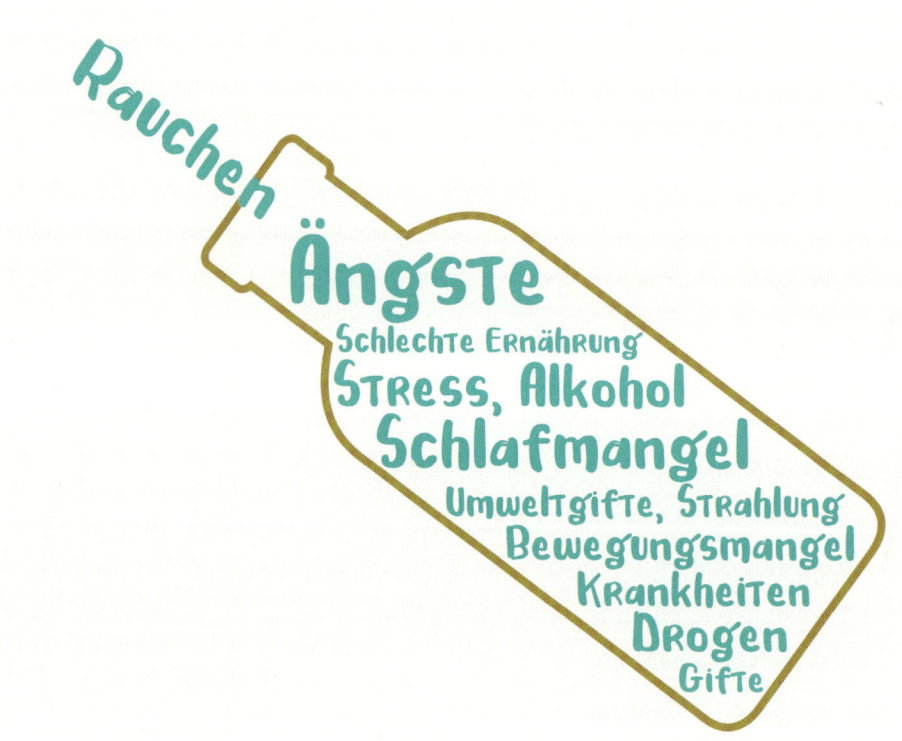

Durch das Bewahren der Lebensessenz sind die Nieren bei jeder Erkrankung DIE treibende Kraft für Regenerations- und Heilungsprozesse. Wenn du an einer chronischen Krankheit leidest, halte dich an nierengesunde Lebensweisen. Vermeide einen exzessiven Lebensstil, trinke gesundes Wasser und erfreue dich an dem, was dir geschenkt wird! So bleibt die Lebensflasche trotz Krankheit lange gefüllt. Du kannst dich den Herausforderungen des Lebens stellen und dich am Leben erfreuen.

Frühsymptome der Nieren

*E*in wichtiger Aspekt der Nieren wurde noch nicht berücksichtigt. Neben der grandiosen Filterleistung und Entgiftung des Körpers, der Entwicklung des wahren Bauchgefühls, also der Intuition, und der Speicherung von Lebensessenz wird die Kontrolle der Emotion Angst den Nieren zugeschrieben. Der Normalzustand bei funktionierenden Nieren wäre ein Gefühl von Sicherheit in jeder Situation. Falls Ängste entstehen, könnten wir gut mit ihnen umgehen. Was entwickelt sich aus dem Gefühl der Sicherheit, wenn die Nieren nicht einwandfrei arbeiten können? Aus Sicherheit würde Schreckhaftigkeit erwachsen. Wenn du nicht wahrnimmst, wie schreckhaft du in letzter Zeit geworden bist, schicken dir die Nieren ein deutlicheres Alarmzeichen, in der Hoffnung, dass du die Kraft zur Veränderung findest! Aus Schreckhaftigkeit entsteht Angst. Meistens dreht sich die Angst um die Beziehungen, in die wir verstrickt sind. Du entwickelst Ängste, dass eine Beziehung enden könnte, überbehütest die Kinder oder Familienangehörige. Dazu kommt irgendwann das schlechte Gewissen, sich nicht um alle ausreichend kümmern zu können.

Änderst du nichts an den Verstrickungen im Leben, entstehen aus den Ängsten Phobien. Typisch bei einer Nierenschwäche sind zahlreiche Arztbesuche. Man läuft von einem Arzt zum nächsten. Die Therapieempfehlungen anzunehmen, fällt schwer. Eine Therapie nach der anderen wird ausprobiert und abgebrochen. Das zerrt so an den Kräften, dass die Freude am Leben verloren geht. Vermeide, in diese Falle zu tappen.

Die Nieren – Essenz des Lebens

Überprüfe ab und zu selbst, wie es den Nieren geht, beispielsweise mit der Erstellung einer pH-Wert-Tabelle. Was genau du damit überprüfen kannst, erfährst du im Nieren-Exkurs. Die folgende Symptomtabelle der frühen Nierenzeichen hilft dir, die Alarmsignale der Nieren wahrzunehmen. Es liegt in deiner Hand, auf sie zu reagieren!

Frühsymptome der Nieren

- Die Energie für den Tag fehlt
- Freude am Leben schwindet
- Riechender oder trüber Urin
- Infekte, die lange zur Heilung brauchen
- Augenringe
- Hautekzeme
- Vermehrte Säurebildung im Blut und Gewebe
- Tinnitus und Hörprobleme
- Tief sitzender Rückenschmerz, oft ausstrahlend in die Leisten und Hüften
- Schlafprobleme
- Schreckhaftigkeit
- Brüchige, glanzlose oder ausfallende Haare
- Knochenschmerzen, knackende Gelenke
- Infertilität

〉〉〉〉〉 Exkurs: Dem pH-Wert auf der Spur!

Ein ausgeglichener Säure-Basen-Haushalt ist eine wichtige Voraussetzung für die Gesundheit. Mit einem optimalen pH-Wert kann die Enzymaktivität aufrechterhalten, Nahrung in Energie umgewandelt werden und können Zellen, Muskeln und Organe einwandfrei funktionieren. Es gibt unterschiedliche pH-Werte im Körper. Die Magensäure beispielsweise hat einen sehr sauren pH-Wert, um Bakterien abzutöten, die in den Magen gelangen. Der Speichel hingegen ist basisch. Während der pH-Wert im Blut konstant sein muss, schwankt der Wert im Urin im Tagesverlauf. Säuren aus dem Gewebe oder als Stoffwechselendprodukt werden zu einem großen Teil über die Nieren ausgeschieden. Auch über die Atmung, das Schwitzen oder über den Stuhlgang werden Säuren aus dem Körper entfernt. Die pH-Wert-Messung im Urin gibt einen Überblick, wie gut die Regulationsfähigkeit des gesamten Körpers ist und ob entstehende Säuren ausreichend eliminiert werden können.

Gut zu wissen!

Wo kommen die Säuren her? Nahrung sollte aus einem Drittel säurebildenden und zwei Dritteln basischen Lebensmitteln bestehen. Unsere Ernährungsweise ist eher umgekehrt. Wir nehmen mit einer fleischreichen Kost, Zucker und Fastfood zu viel säurebildende Nahrungsmittel auf. Im Körper entstehen Säuren vor allem beim Abbau von Proteinen.

Die Nieren - Essenz des Lebens

In diesem Exkurs möchte ich dir eine Möglichkeit an die Hand geben, den pH-Wert des Urins selbst zu überprüfen. Die Erstellung und Auswertung eines Urin- Protokolls kann dir mehr über den Säure-Basen-Haushalt im Körper verraten. Sind alle Werte in der Norm oder liegt vielleicht eine Säurestarre vor?

Ein Urin-pH-Wert-Protokoll ist leicht zu erstellen und verschafft einen Überblick über ein funktionierendes Zusammenspiel zwischen Leber und Nieren bei Entgiftungs- und Filteraufgaben. Mittels pH-Teststreifen wird der Urin über einige Tage alle drei bis vier Stunden überprüft. Die Werte werden in eine Tabelle eingetragen. Der pH-Wert des Morgenurins liegt im leicht sauren Bereich (6,3 bis 6,5 pH). Ein bis zwei Stunden nach den Mahlzeiten setzt eine Basenflut ein. Das bedeutet, der pH-Wert erreicht mindesten 6,8 pH. Der pH-Wert im Urin sollte sich während des Tages verändern. Er unterliegt, wie alle körperlichen Funktionen, einem 24-Stunden-Rhythmus. Wenn der pH-Wert des Morgenurins ständig unter 6,0 liegt oder der Mittel-pH-Wert des Tagesprofils 6,3 pH unterschreitet, ist von einer Übersäuerung des Körpers auszugehen. Von einer Säurestarre spricht man, wenn kein pH-Wert im Tagesprofil den Wert von 5,5 pH überschreitet. Eine Säurestarre wird oftmals mit häufigem Wasserlassen begleitet, als Versuch der Nieren, Giftstoffe zu eliminieren. Eine Säurestarre blockiert nahezu alle Regulationsmechanismen im Körper. Gesundheit überhaupt in Gang zu kriegen, erweist sich als äußerst mühevoll. Dazu bilden sich vermehrt Harnsäurekristalle, die Gelenkschmerzen verursachen können.

	6 Uhr	10 Uhr	13 Uhr	16 Uhr	19 Uhr	22 Uhr
Norm	6,3 pH	7,0 pH	6,5 pH	6,8 pH	6,3 pH	7,1 pH
Übersäuerung	5,8 pH	6,3 pH	6,0 pH	6,4 pH	5,8 pH	6,2 pH
Säurestarre	5,0 pH	5,1 pH	5,2 pH	5,4 pH	5,0 pH	5,3 pH

Beispiel für ein Urin-pH-Wert Protokoll

Säuren können präventiv gut über die Trinkmenge reguliert werden. Generell wirkt sich eine Trinkmenge von zwei Litern pro Tag günstig auf die Körperfunktionen und die Zellaktivität aus. In manchen Lehren wird eine Trinkmenge von 1 Liter Wasser auf 20 kg Körpergewicht empfohlen. Da sich jeder Mensch durch eine individuelle Anatomie auszeichnet, können die Richtwerte für den einen zu wenig und für den anderen zu viel sein. Meine Empfehlung ist, die Richtwerte zu beachten, sich dazu aber auch an der Farbe des Urins zu orientieren. Ist der Urin während des Tages hellgelb, klar und geruchlos, hast du genug getrunken. Eine gute Mineralienzusammensetzung des Trinkwassers fördert die Ausscheidung von Säuren. Wer gern Leitungswasser trinkt, hat die Möglichkeit, die Qualität und Zusammensetzung in einem medizinischen Labor zu prüfen. Die Analyse ist erschwinglich und jedem zugänglich.

Die Nieren - Essenz des Lebens

Hilfe aus der Schulmedizin

Was in der alternativen Medizin spür- und tastbar ist, kann in der Schulmedizin nachweislich überprüft werden. Die Blutdiagnostik gibt Aufschluss über die Funktion und den Zustand der Nieren. Dafür nimmt der Arzt oder Heilpraktiker eine venöse Blutprobe ab und überprüft spezifische Nierenwerte über ein medizinisches Labor. Die folgenden Nierenwerte sollten in keinem Blutbild fehlen.

Cystatin C. Der Wert gibt Aufschluss über eine gute Nierenleistung und lässt sehr früh eine Dysfunktion erkennen.

Glomeruläre Filtrationsrate. Ein zusätzlicher Parameter, um die Filterleistung der Nieren näher zu bestimmen. Mit dem Alter nimmt die Filtrationsrate der Nieren ab und wird physiologisch gewertet.

Hoher Harnstoff- und Kaliumwert, aber niedriger Natriumspiegel. Deutet auf eine funktionelle Nierenstörung hin.

Kreatinin. Der Wert eignet sich nicht als Frühparameter für die Nieren. Vielmehr kann ein hoher Kreatininwert auf einen bereits bestehenden Funktionsverlust der Nieren von über 50 % hinweisen.

Genau wie Blutwerte Aufschluss über die Funktionstüchtigkeit der Organe geben können, offenbart eine Urinprobe viel über die Filterkraft der Nieren. Während der erste morgendliche Urin eine kräftige Farbe haben darf, sollte er im Laufe des Tages nur leicht gelblich und geruchsneutral sein. Geht es um einen ersten Überblick oder prophylaktisches Interesse, kann zum Beispiel ein rezeptfreier Urintest aus der Apotheke mit bis zu neun Parametern Auskunft geben. Mittels Teststab und Morgenurin lassen sich neun wichtige Urinparameter wie pH-Wert, Leukozyten, Nitrit, Proteine, Glukose, Ketone, Urobilinogene, Bilirubin und Blut leicht testen. Sollte einer dieser Werte nicht normgerecht sein, empfiehlt es sich, die Ursache dafür bei einem Arzt abklären zu lassen.

Gut zu wissen!

Der Blutdruck wird nicht nur vom Herzen und dem Gefäßsystem bestimmt. Der zweite Blutdruckwert, der sogenannte diastolische Wert, ergibt sich aus der Regulation des Wasser-Elektrolyt-Haushalts durch die Nieren. Er sollte 90 mmHg nicht überschreiten.

Übungsprogramm: Auf ein langes Leben!

Unglaublich, wie viel die Nieren für den Körper und das Seelenleben bewirken können! Sie hüten die Lebensessenz wie einen großen, kostbaren Schatz und ermöglichen dir ein langes und gesundes Leben! Darüber hinaus produzieren sie noch eine andere Energieform, und zwar diejenige, die du für das tagtägliche Leben brauchst. Die Tagesenergie ist zum Verbrauchen da, denn sie wird immer wieder von Neuem hergestellt. Mit den Nieren-Übungen in dem Programm Auf ein langes Leben! kannst du die Tagesenergie positiv beeinflussen. Je qualitätvoller diese Energieform produziert werden kann, desto besser gelingt es, den Alltag vital und voller Lebensfreude zu erleben! Die Nieren sind DIE treibende Kraft für Regeneration und Heilung bei allen Krankheitsverläufen! Deshalb hast du mit den Übungen selbst bei chronischen Erkrankungen ein wertvolles Tool an der Hand, die Herausforderungen des Lebens anzunehmen und an ihnen zu wachsen! Selbstverständlich kommen auch die anatomischen Strukturen, die die Nieren tatkräftig unterstützen, nicht zu kurz! Dazu zählen besonders die lumbale Rückenfaszie und der große Lendenmuskel. Mit der Faszienrolle nudelst du die Rückenfaszie aus. Sie entfaltet sich, wie ein Pizzateig! Flüssigkeiten kommen wieder ins Fließen und nehmen viel Druck von den Nieren. Den Iliopsoasmuskel müssen wir auch in das Nierenprogramm einbeziehen. Er sorgt durch die Verbindung zum Zwerchfell für dynamische Atembewegungen und schafft den Nieren ein wichtiges Gleitlager im Bauchraum.

Natürlich ist beständiges Üben auch bei diesem Programm der Schlüssel zur Entfaltung der gesamten Wirksamkeit. Wenn du Nierensymptome bei dir wahrgenommen hast, solltest du die Übungen in den Alltag integrieren, bis sich die Symptome bessern und auflösen. Bei chronischen Krankheitsverläufen bedeutet das, sie ein Leben lang zu üben! Denn hier können wir die Ursache der Erkrankung nicht auflösen. Es geht vielmehr darum, die Qualität für ein freudvolles, schönes Leben zu erhalten und energiebringende Prozesse für den Alltag anzuregen. Wenn du vorweg mit dem Basisprogramm *Alles im Fluss!* übst, lenke den Fokus besonders auf die *Übung: langer Sitz*. Die Übung bereitet die Nieren auf die Filterfunktion vor und stärkt den Meridian des Partnerorgans Blase. Für die letzte Übung „Angstkerzen auspusten" benötigst du ein paar Teelichter. Nun los! Schnapp dir die Faszienrolle und unterstütze deine Nieren, damit du risikoarm das Beste in deinem Leben erreichen kannst!

Die Übungen in der Übersicht

1. Lumbale Faszie ausrollen – Entlastung der Nieren
2. Iliopsoasmuskel dehnen – mehr Beweglichkeit
3. Betender Mönch – Meridianenergie
4. Angstkerzen auspusten – anhaftende Gefühle

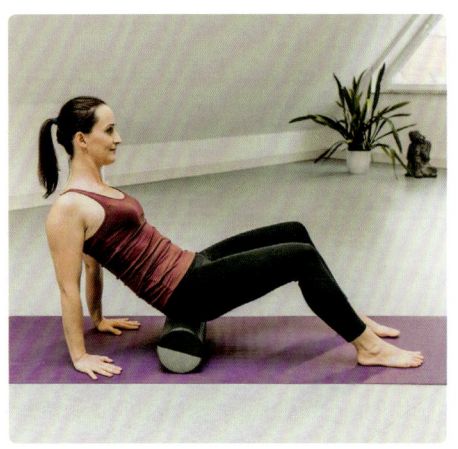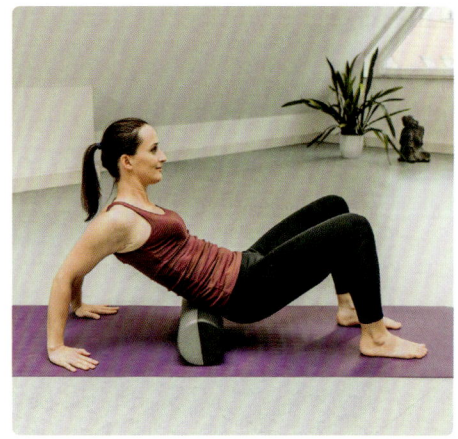

1. Übung: Lumbale Faszie ausrollen – Entlastung der Nieren

Fasziengewebe kann am besten in einem kalten Zustand mobilisiert werden. Daher empfehle ich, alle Faszienmobilisationen zu Beginn einer Übungssequenz auszuführen. Der gesamte Rücken wird von einer großen aufrichtenden Faszie überzogen. Die lumbale Faszie meint den unteren Anteil der Rückenfaszie, die das Kreuzbein mit der Lendenwirbelsäule verbindet. Hier finden sich oft Verklebungen, da der Bereich des fünften Lendenwirbels im Alltag stark belastet wird. Insgesamt stellt das fasziale System ein umhüllendes Körpernetzwerk dar und sieht unter dem Mikroskop wie ein Spinnennetz aus oder ähnelt einem Obstnetz. Durch die zahlreichen Verbindungen und Vernetzungen zu allen anderen Körperstrukturen werden dem faszialen System dazu schützende, formende und immununterstützende Aufgaben zugesprochen. Sie übertragen sogar Kräfte und haben sensorische Fähigkeiten.

Die lumbale Rückenfaszie ist mit beiden Nieren vernetzt. Erleiden die Nieren großen Druck, weil ihre Filterfunktion eingeschränkt ist, können sie einen Teil der Belastung kompensatorisch in die lumbale Rückenfaszie abgeben. Symptomatisch verspürst du dann besonders morgens nach dem Aufstehen ein „Durchbrechgefühl" im unteren Rücken, das sich durch Bewegung lindern lässt.

Übungsaufbau: Nimm dir die Faszienrolle und setz dich mittig auf sie. Stell die Füße auf die Matte. Stütz dich hinten mit den Händen auf der Erde auf. Roll nun langsam über das ganze Gesäß, über den Beckenkamm, bis hin zur Mitte der Lendenwirbelsäule und wieder zurück. Nimm dir für das Rollen Zeit und beweg die Rolle nur einen bis drei Zentimeter pro Atemzug. Die Übung ist beendet, wenn du eine deutliche Entspannung im unteren Rücken spürst und der Druck nachlässt.

Was du bewirkst: Du mobilisierst die lumbale Rückenfaszie und erreichst durch den Druck der Faszienrolle reflektorisch die Nierenkapsel.

Warum das wichtig ist: Eine mobile und vitale Rückenfaszie kann den Rücken schmerzfrei in alle Richtungen bewegen und aufrichten. In der Rückenfaszie eingelagerte Schlacken können sich loslösen und ausgeschieden werden. Reaktiv wird dadurch der Tonus im *Iliopsoasmuskel* und im Nierengewebe gesenkt. Die Nieren können sich physiologisch und ohne Druck mit der Atmung bewegen.

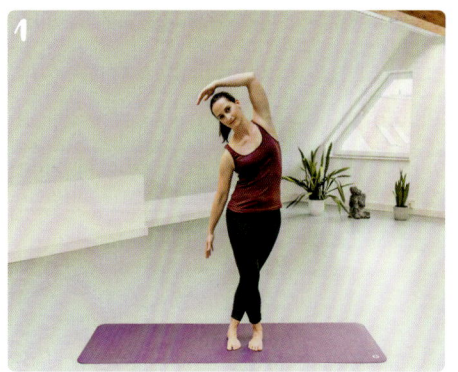 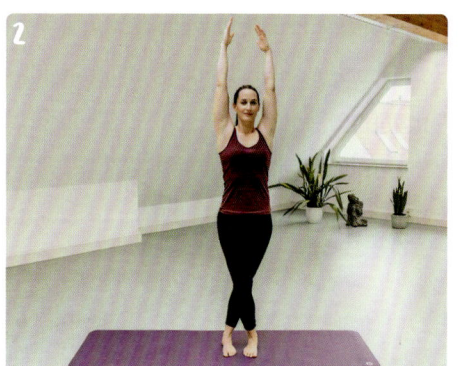

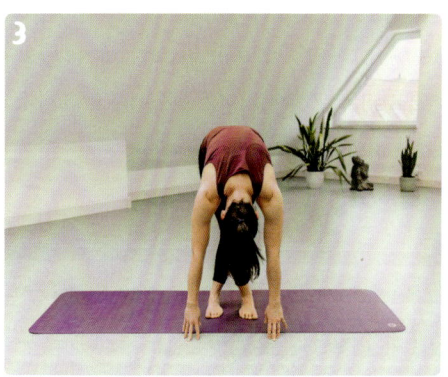 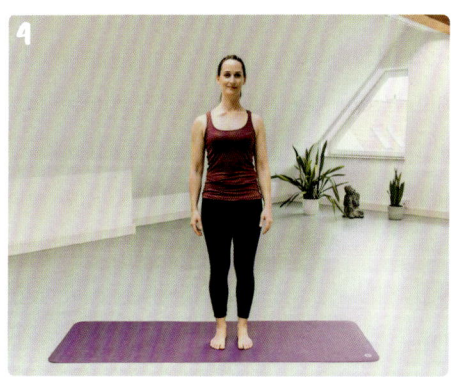

2. Übung: *Iliopsoasmuskel* dehnen – mehr Beweglichkeit

In diesem Buch ist dir der große Lendenmuskel nun schon einige Male begegnet. Zusammenfassend gesagt besitzt er die Kraft, dich aufzurichten und die Beine, den Rücken und den Oberkörper miteinander zu verbinden. Er schafft ideale Voraussetzungen für eine reibungslose Beweglichkeit der Nieren während der Atmung.

Übungsaufbau: Kreuz im Stand das rechte Bein vor dem linken. Dehn den linken Arm über die Flanke nach rechts. Atme einige tiefe Atemzüge in die gedehnte Seite. Richte dich langsam wieder auf. Gib den Wirbeln Zeit, sich wieder übereinanderzustapeln. Streck die Arme nach oben. Beug dich jetzt Wirbel für Wirbel nach unten zur Erde. Die Handflächen liegen ganz auf der Erde auf. Die Knie dürfen bei zu starker Dehnung leicht gebeugt sein. Bleib hier für fünf tiefe Atemzüge, ehe du dich wieder aufrichtest und die Übung für die andere Seite wiederholst.

Was du bewirkst: Der *Iliopsoasmuskel* wird gedehnt und reguliert die Muskelspannung. Der *Blasenmeridian* generiert Organenergie. Die Lendenwirbelsäule kann Blockierungen auflösen. Auch das fasziale Rückengewebe wird entfaltet.

Warum das wichtig ist: Der *Iliopsoas* hilft bei der Aufrichtung des Körpers und ermöglicht die Nierenbewegung während der Atmung. Ist der Muskel dynamisch beweglich, wird ein Verkleben der Nieren mit Nachbarstrukturen verhindert. Die Mobilisation des *Blasenmeridians* verbessert die körpereigenen Abwehrkräfte und schützt die Nierenressourcen. Frei bewegliche Rückenfaszien lindern Schmerzen und unterstützen die Beweglichkeit der Muskulatur.

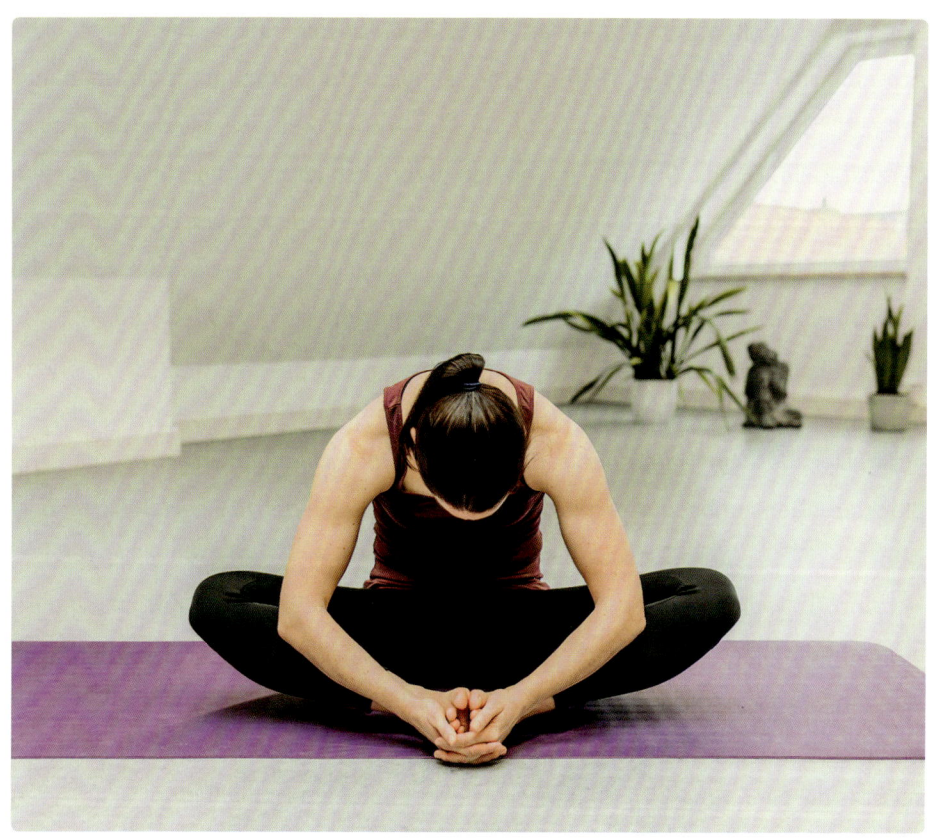

3. Übung: Betender Mönch – Meridianenergie

Ein Mönch ruht in sich selbst. Er wirkt wie ein Berg, der sich allem entgegenstellen kann, ohne selbst angreifbar zu sein. Er strahlt Ehrfurcht, Güte und eine unendliche Kraft innerer Ruhe aus. In seinem Gebet schafft er eine Verbindung zum Göttlichen.

Übungsaufbau: Positioniere die Fußflächen im Sitzen aneinander. Automatisch klappen die Knie nach außen. Leg die Füße in dein gefaltetes Handkörbchen. Lass den Oberkörper und die Schultern nach vorne sinken, als ob du in eine Gebetshaltung kommen möchtest. Die Augen schließen sich und die Atmung fließt nach hinten zu den Nieren. Bleib ein bis drei Minuten in dieser Position.

Was du bewirkst: Du mobilisierst den Nierenmeridian. Du dehnst die feinen Nierenfaszien. Die Position schenkt Geborgenheit und schaltet den Parasympathikus in den Entspannungsmodus.

Warum das wichtig ist: Wenn der Nierenmeridian frei von Blockierungen ist, fließt die Energie. Aktiviert man den Nierenmeridian, können die Lebenssäfte und Energien wieder sprudeln! Ängste lösen sich auf, der Geist klärt sich und kommt zur Ruhe. Durch die Atmung in den unteren Rücken wird das feine Nierengewebe gedehnt und die Filterfunktion kann verbessert werden. In der Ruhe und Geborgenheit findest du dich.

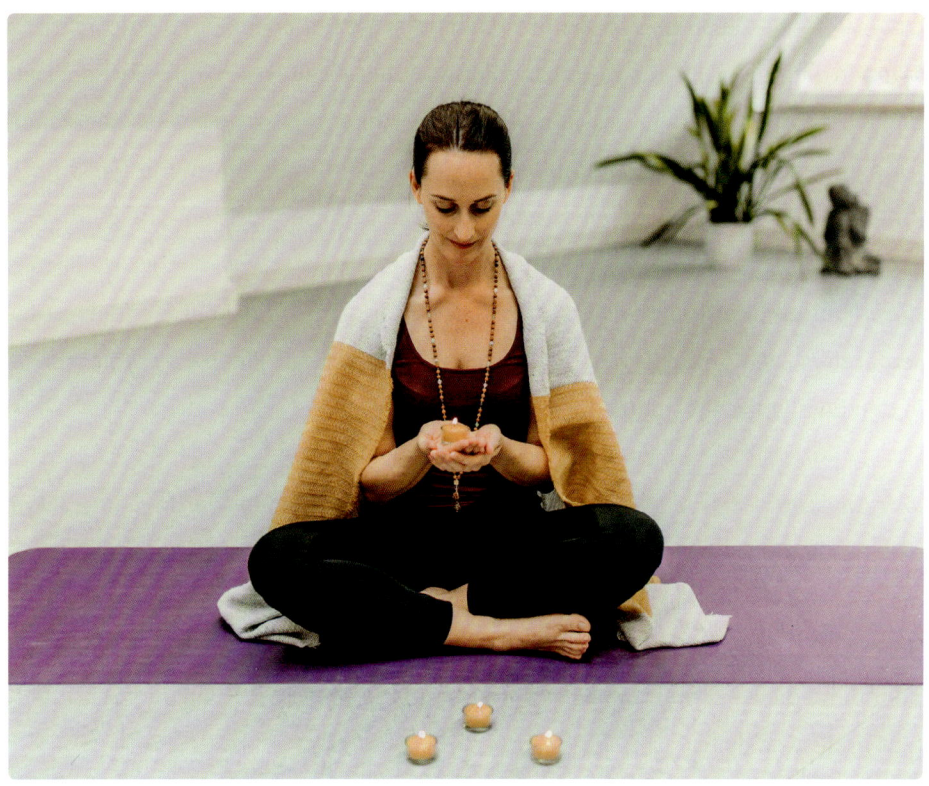

4. Übung: Angstkerzen auspusten – anhaftende Gefühle

Angst ist die Emotion, die den Nieren innewohnt. Wenn die Nieren gut funktionieren, können wir im Alltag mit Ängsten produktiv umgehen. Es ist ganz normal, dass du hin und wieder von Ängsten heimgesucht wirst. Mit der nächsten Übung werden dir diese Ängste bewusst und es gelingt, sie aufzulösen.

Übungsaufbau: Nimm eine gemütliche sitzende Haltung ein. Wenn du möchtest, leg eine Decke über den Rücken. Schließ für einen Moment die Augen. Lass dir Ängste bewusst werden. Für jede Angst, die in dir schlummert und jetzt an die Oberfläche rückt, zünde ein Teelicht an. Betrachte die Flammen eine Weile und ruf dir damit die Ängste in dein Bewusstsein. Nur mit dem, was dir bewusst ist, kannst du arbeiten. Wenn du bereit bist, die Ängste aufzulösen und in die Atmosphäre zu schicken, pustest du nacheinander die Flammen aus. Mag sein, dass du manchmal zögerst und innehältst. Manche Ängste wiegen stärker in dir. Lass dir die Zeit, die du brauchst, um Ängste loszulassen. Wenn du eine Flamme auspustest, benutze eine hauchende Atmung dabei.

Was du bewirkst: Ängste werden transparent und für dich ergründbar. Das hauchende, lange Auspusten vitalisiert die Nierenzellen.

Warum das wichtig ist: Wenn du dich von Ängsten lösen kannst, schützt du deine Lebensessenz. Es kommt gar nicht erst dazu, dass Phobien entstehen können. Du räumst dir eine Pause vom Alltag ein und kannst neue Energien generieren. Die hauchende Atmung vitalisiert die Nierenzellen und versetzt sie in eine vibrierende Schwingung. Die Filter- und Entgiftungsfunktion wird unterstützt.

Hausapotheke: Lebendiges Wasser

Wasser kann als Arbeitsmaterial der Nieren bezeichnet werden. Mit gutem, stillen Wasser können die Nieren ihren Aufgaben am besten nachkommen. Wer möchte, kann Wasser durch nierenstärkende Schwingungsmuster aufwerten. Hierfür eignen sich bestimmte Edelsteine, die in eine Glaskaraffe gelegt werden. Diese wird immer wieder mit gutem Wasser aufgefüllt, das in der Folge – je nach Zusammensetzung der Steine – leicht mineralisch schmecken kann. Einmal in der Woche sollten die Steine unter fließendem Wasser gewaschen und im Sonnenlicht aufgeladen werden. Für eine Edelstein-Hausapotheke, die besonders nierenstärkende Eigenschaften besitzt, empfehle ich Nephrit, Bergkristall, Rauchquarz, Moosachat und Magnesit. Die Auswahl beeinflusst die Nierenfunktion ganzheitlich und motiviert, mehr Wasser zu trinken.

Nephrit. Der Nephrit beinhaltet in seinem Namen schon die Bezeichnung Niere. Er lindert nierenbedingte Schmerzen und hat entgiftungsfördernde Funktionen. Er beugt Ablagerungen von Sedimenten in den Harnwegen vor und regt die Nierentätigkeit an. Auch bei entzündlichen Prozessen kann er helfen. Mit dem Nephrit findest du die innere Ordnung wieder. Der Stein agiert als Schutz bei Albträumen.

Bergkristall. Der Allrounder wirkt sich positiv auf Entschlackungsprozesse aus und stärkt die Nierentätigkeit. Er löst Unlust und Energieblockaden auf.

Rauchquarz. Der Rauchquarz stärkt die Potenz und fördert die Fruchtbarkeit. Er kann hilfreich sein bei leichten depressiven Verstimmungen und baut eine Resilienzkraft auf.

Moosachat. Erinnere dich daran, dass sich eine gute Nierentätigkeit in glanzvollem Haar zeigt. Der Moosachat hilft, wenn sich eine Dysfunktion der Nieren im Haarkleid bemerkbar macht, und regt gesundes Haarwachstum an.

Magnesit. Der Magnesit hilft den Nieren bei der Blutreinigung und Blutbildung. Er stärkt den Knochenbau und unterstützt Entgiftungsprozesse.

Extra: Hämatit. Der Hämatit ist ein sehr kraftvoller Stein. Ich würde ihn daher keinesfalls bei Entzündungen oder akut verlaufenden Erkrankungen verwenden, denn er könnte hier verstärkend wirken. Der Hämatit ist jedoch ein sehr wertvoller Stein, um die Nieren präventiv vor Erkrankungen zu schützen. Er hilft bei der Neubildung von Blut, reguliert die Nierenfunktion und sorgt für eine gute Sauerstoffsättigung im Blut. Dazu fördert er gesunden Schlaf. Du kannst den Hämatit als starken Extrastein verwenden, wenn du die Steinmischung präventiv trinken möchtest und keine akuten Erkrankungen oder Entzündungsprozesse im Körper hast.

Mein Tipp: Die sprudelnde Quelle mit der Natronsocke aktivieren!

*D*er Säure-Basen-Haushalt wird zum großen Teil über die Nierentätigkeit reguliert. Ein ausgeglichener Säure-Basen-Haushalt ist eine wichtige Voraussetzung für die Gesundheit. Wenn sich Säuren im Gewebe ablagern, entstehen Schlackenstoffe, die du im Milz- und Magen-Kapitel ausgiebig kennengelernt hast. Eine Ernährungsweise mit vielen säurehaltigen Nahrungsmitteln bewirkt auch eine Veränderung im Blutmilieu und eine Verschiebung des pH-Werts im Verdauungstrakt. Wenn das Säure-Basen-Milieu im Körper ausgeglichen ist, kann sich die Wirksamkeit der lebenswichtigen Enzymaktivität voll entfalten. Das Umwandeln von Nahrung in Energie ist reibungslos und alle Zellen, Muskeln und Organe funktionieren.

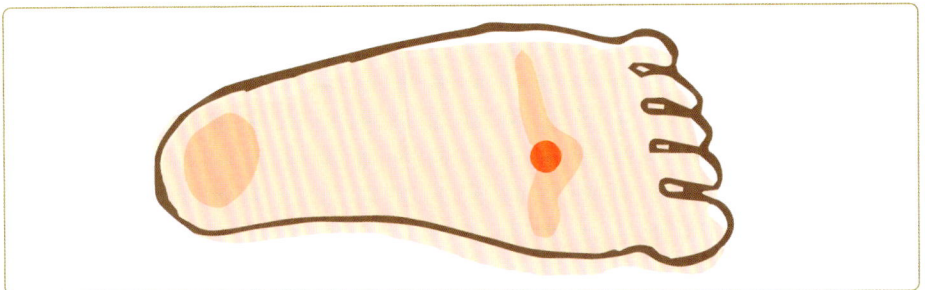

Sprudelnde Quelle Akupunkturpunkt Niere I

Die *Traditionelle Chinesische Medizin* kennt einen sehr wirksamen Energiepunkt am Beginn des *Nierenmeridians*. Da der Punkt unter der Fußsohle, am Anfang des *Nierenmeridians* lokalisiert ist, wird er als *Niere I* gekennzeichnet und heißt übersetzt „Die sprudelnde Quelle". Diesen Namen trägt der Akupunkturpunkt zu Recht! Wenn der Punkt durch eine Nadel oder durch Druck aktiviert wird, soll er sogar Tote wiedererwecken können! Das ist vielleicht etwas übertrieben. Tatsächlich wird er benutzt, um einem Ohnmächtigen so viel Energie zuzuführen, dass er aufwacht. Der Punkt wirkt außerordentlich belebend! Gleichzeitig kann er auch stark beruhigen, wenn dieser Zustand erforderlich ist. *Niere I*, die sprudelnde Quelle, lädt die Batterien wieder auf. Er führt zu tiefem, erholsamem Schlaf, beruhigt den Geist, löst Ängste auf und kann sogar die Verdauung positiv beeinflussen. Du findest den Punkt *Niere I* in einer Vertiefung in der Mitte der Fußsohle, wenn du entlang der zweiten und dritten Zehe streichst und in einer kleinen Kuhle landest. Die sprudelnde Quelle findest du an beiden Füßen.

Die Nieren – Essenz des Lebens

Basenbindende Natronsocke

Eine Zeitlang waren Entgiftungspflaster für die Füße ein wahrer Detox-Trend. Sie sollen Toxine über die Fußsohlen ausleiten. Die Natronsocke ist in meinen Augen eine wirksame Alternative zu den teuren Detox-Pflastern. Natron wirkt basisch und besitzt die Fähigkeit, Säuren zu binden. Die Fußsohlen bieten durch die Fuß-reflexzonen eine ideale Angriffsfläche, um Säuren umfassend aus dem Körper zu lösen und auszuleiten. Auch der Punkt *Niere I* wird in die Entgiftung mit einbezogen. Natron hat dazu noch den Vorteil, Gerüche zu neutralisieren.

Entspannte Entgiftung über Nacht

Der Körper stellt sich in der Nacht ganz auf Entgiftung, auf die sekundäre Verdauung, ein. Während des Tages hast du dem Körper viel abverlangt und das ganze Körper-Geist-System belastet. Die Zeit vor dem Schlafengehen ist eine schöne Möglichkeit, die Leistung deines Wunderwerks Körper anzuerkennen, wert-zuschätzen, und ihm etwas zurückzugeben. Die Kombination aus Natronsocken mit der sprudelnden Quelle ist ein Detox-Geschenk für deinen Körper und lädt die Energiebatterien über Nacht wieder auf. Was für eine Arbeitserleichterung für all deine Bauchorgane!

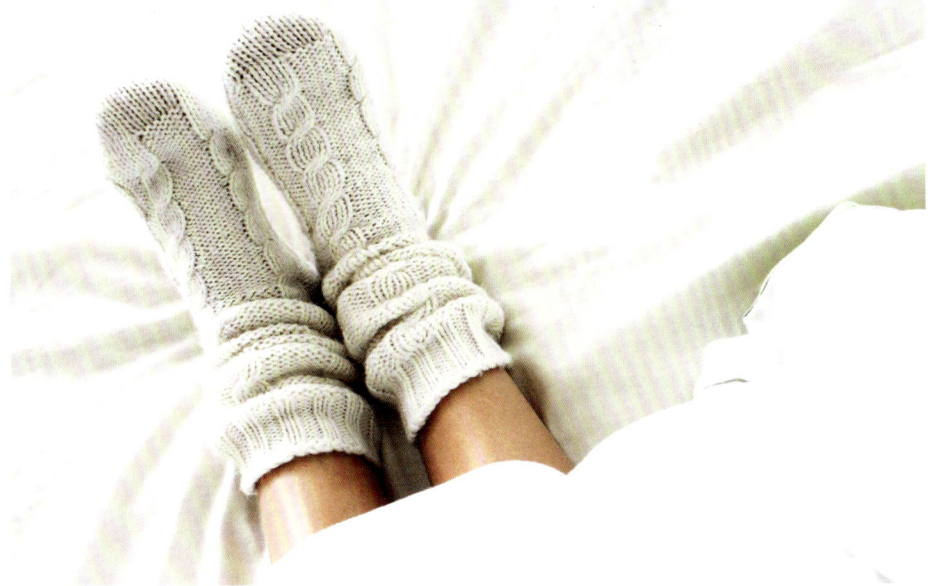

Bevor du schlafen gehst, lege zwei Baumwollsocken in einer Schüssel mit Natronwasser ein. Auf 2 Liter Wasser gib einen Beutel Kaisernatron dazu, vermische Wasser und Natron und lege die Socken dazu. Lass die Socken für 30 Minuten einwirken. In dieser Zeit suche dir den Punkt *Niere I* am rechten Fuß. Lass die Fingerbeere mit sanftem Druck immer tiefer ins Gewebe eintauchen. Verweile für zirka drei Minuten. Beginn dann den Punkt eine Minute lang mit kreisenden Bewegungen zu stimulieren. Wenn du möchtest, kannst du den Fuß danach im Ganzen kneten, verwringen und massieren. Vergiss nicht, den zweiten Fuß in gleicher Weise zu behandeln! Inzwischen sind deine Natronsocken fertig! Wringe sie aus und streife sie über die Füße. Damit nicht alles nass wird, zieh trockene Socken darüber und leg dich gleich ins Bett! Über Nacht arbeitet das Natron und bindet Säuren aus dem Gewebe. Für eine kleine Detox-Kur empfehle ich die Natronsocken für zwei Wochen alle zwei Tage anzuwenden und auf basenreiche Nahrung zu achten. Besonders gute und spürbare Effekte zeigen die Natronsocken bei entzündeten Füßen, schweren und müden Beinen.

Abschließende Worte – Frage deinen inneren Arzt

Frühsymptome zu erkennen und zuzuordnen ist eine wichtige Voraussetzung, um ernste Erkrankungen zu vermeiden. Natürlich gehört auch ein eigenverantwortliches Ändern der Lebensgewohnheiten dazu, wenn sie zu körperlichen oder geistigen Symptomen führen. Durch die Übungen und Anregungen in diesem Buch besitzt du nun viele Tools, um deine Bauchorgane zu schützen. Symptome sind oftmals Impulse des Unterbewussten, die in das Bewusstsein gelangen, damit wir reagieren können. Manchmal sind Körperzeichen schwer zu deuten und verwirren eher oder verändern sich nicht, obwohl wir mit unterstützenden Maßnahmen helfen. In diesem Fall kann eine direktere Verbindung zu dem Unterbewusstsein helfen. Denn das Gehirn verarbeitet täglich 400 Milliarden Bit an Informationen. Das bewusste Denken nimmt dabei nur einen kleinen Platz von 2.000 Bit ein. Das sind 0,00000005 von allen Informationen, mit denen das Gehirn arbeitet. Das entspricht etwa 20 Tonnen zu einem Gramm oder einer Fliege zu einem Elefanten.[*] Diese Gegenüberstellung macht deutlich, was der Mensch eigentlich für ein Potenzial besitzt und wie wenig er davon bewusst nutzt. Kein Wunder, dass Symptome sich manchmal schwammig und undeutlich bemerkbar machen. Eine meiner Lieblingstechniken, um mit dem Unterbewusstsein in Kontakt zu treten, ist die Selbsthypnose „Konsultation des inneren Arztes".

* Quelle: Thermedius; https://www.hypnoseausbildung-seminar.de/hypnoseinfo/hypnoseartikel/unterbewusstsein/

Was ist Selbsthypnose?

Das Unterbewusstsein beschreibt einen Bereich der menschlichen Psyche, der dem Bewusstsein nicht direkt zugänglich ist. Selbsthypnose ist eine Technik, ähnlich wie Autosuggestion oder Meditation, um sich selbst in einen Zustand des entspannten Wachseins zu versetzen und einen direkten Zugriff auf das Unterbewusstsein zu erlangen. Mit der Selbsthypnose wird eine Aufmerksamkeit erreicht, die auf wenige Inhalte ausgerichtet ist. Das Gehirn ist in einem unkritischen Zustand. Situationen, Stimmungen oder Fragestellungen können fokussiert und neutral bearbeitet werden, ohne dass unser Bewusstsein sie analytisch „zerdenkt". Wenn es möglich wird, das Unterbewusstsein „anzuzapfen", beispielsweise durch Selbsthypnose, bekommst du direkten Zugriff auf das gigantische System Unterbewusstsein und kannst dein volles Potenzial ausschöpfen. Selbsthypnose ermöglicht ein Aufmerksamkeitsfokussieren auf wichtige Themen im Leben, ohne analytisch zu denken. Du kannst dein Unterbewusstsein zum Beispiel nach der Bedeutung eines bestimmten Symptoms fragen, das du nicht verstehst. Dabei entstehen phantastische, einfache Lösungen, die das Vorankommen im Leben ermöglichen.

Die Lösung steckt in dir!

Die Selbsthypnose „Der innere Arzt" erfordert Übung. Wenn du dich selbst in einen Trancezustand versetzt hast, ist es keine Garantie dafür, dass der innere Arzt in

Abschliessende Worte

Erscheinung tritt. Manchmal muss man lange nach ihm suchen und geduldig sein. In einigen Sitzungen taucht er gar nicht auf. Mein innerer Arzt beispielsweise wechselt häufig die Gestalt. Bei jedem Zusammentreffen sieht er anders aus. Mal wirkt er wie ein weiser Zauberer. Ein anderes Mal sieht er aus wie ein Wolf. Dennoch erkenne ich ihn sofort. Wenn ich ihn konsultiere und um Rat frage, gibt er mir meist Hinweise, die mir im Moment der Hypnose wie Rätsel vorkommen. Erst wenn ich wach bin, bekomme ich Klarheit und erkenne, dass die meisten Lösungen für meine Fragen in mir selbst zu suchen sind. Erstaunliche Tipps und Ratschläge von meinem inneren Arzt setze ich gern um. Bisher waren sie immer hilfreich. Damit du verstehst, was ich meine, berichte ich dir von meiner letzten Selbsthypnose.

Toni Kroos & ein Pott voll Mörtel

Ich dokterte schon eine Weile mit wiederkehrenden Bauchschmerzen herum und machte mir langsam Gedanken, warum kein Mittel, keine Übung und keine Behandlung half. Zunächst schob ich die Symptome auf Stress und nahm wirksame Mittel gegen Stress ein, reduzierte meine Arbeitsstunden und übte mehr Yin Yoga. Die Beschwerden blieben. Meine Sorge wuchs und ich dachte über eine Magenspiegelung oder eine Ultraschalluntersuchung nach. Da ich nicht sofort einen Termin bekam, überlegte ich, nach langer Zeit mal wieder meinen inneren Arzt zu konsultieren. Ich legte mich auf das Sofa, schloss die Augen und begann mit der Selbsthypnose.

Es dauerte eine Weile, bis ich eine wirksame Trancetiefe fand, und machte mich auf die Suche nach meinem Arzt. Ich visualisierte nacheinander all meine Organe und fand ihn vor meinem Magen sitzend. Er hatte sein Aussehen gegenüber dem letzten Mal stark verändert und erschien wie eine Kreuzung aus Käfer mit Fühlern und gelehrtem Professor. Das mag dir jetzt komisch oder esoterisch vorkommen. Ist es aber nicht. Das Gehirn und das Unterbewusstsein arbeiten mit Bildern und sind sehr ideenreich, wenn sie uns etwas bewusstmachen möchten.

„Um Toni Kroos mach ich mir mehr Gedanken!", begrüßte mich der innere Arzt, ohne dass ich etwas gefragt hatte. Ich war kurz überrascht, weil ich nie Fußball gucke und mich wunderte, dass Toni Kroos in meinem Gehirn präsent war. Ich beschloss, später über Toni Kroos nachzudenken. Mein innerer Arzt war währenddessen damit beschäftigt, eine Art Mörtelpaste anzurühren. Ich wusste, dass mir diese Paste einen Hinweis geben könnte, und fragte genauer nach: „Was rührst du denn da?" Mein Arzt sah kurz auf. „Damit will ich Stellen ausbessern. In deinem Magen." Das interessierte mich und ich fragte weiter: „Woraus besteht denn der Mörtel?" Die Antwort kam sofort, so als ob ich es endlich begreifen sollte. „Aus Magnesium und Kalzium." Jetzt hatte ich meinen ersten konkreten Hinweis. „Komm! Der Mörtel ist fertig. Du kannst mir helfen, die maroden Stellen in deinem Magen auszubessern." Ich folgte dem Käfer-Professor mit den langen Fühlern und gemeinsam flickten wir Stellen an meiner Magenwand. Dann war mein innerer Arzt plötzlich fertig und wollte einfach gehen. „Warte! Wo gehst du hin?" Ich war noch nicht zufrieden mit seinem Rat. Es reichte mir nicht, weil ich meine Symptome als viel ernster empfand und wissen wollte, wie vorzugehen war. „Ich muss noch mehr Kalzium und Magnesium aus den Knochen abbauen!" Er ließ mich überrascht stehen und gab mir den entscheidendsten Hinweis. Offensichtlich hatte ich einen so gravierenden Kalzium- und Magnesiummangel, dass mein Körper eigene Ressourcen angehen musste. Kalzium und Magnesium bezog er aus meinen Knochen und Muskeln, da zu wenig von diesen wichtigen Mineralien in meinem Blut und in den Zellen zu finden war. Vielleicht war das auch der Grund für meine Knochen- und Muskelschmerzen, die ich aus Sorge um meinen Magen nicht als behandlungswürdig erachtete. Auf lange Sicht wird mich dieser Rat vielleicht vor Osteoporose und Muskelerkrankungen schützen.

Als ich aus meiner Selbsthypnose erwachte, erinnerte ich mich an Toni Kroos. Bisher hatte ich meine Magenschmerzen und das Herzrasen auf Stress geschoben. Ich hatte mir schon Sorgen gemacht, aus meinem Stress sei ein Magengeschwür entstanden. Im Nachhinein fiel mir auf, dass mich mein Unterbewusstsein schon zu Beginn der Hypnose darauf hinwies, mich auf einem Holzweg zu befinden. Toni Kroos hatte gerade das entscheidende Tor bei der Fußballweltmeisterschaft geschossen und die deutsche Mannschaft blieb im Wettbewerb. Einige Tage darauf schied die deutsche Mannschaft trotz des Tores von Toni Kroos als letzte der Vorrunde aus dem Turnier aus. Kritik, Vorwürfe und Beschimpfungen prasselten auf die Spieler ein. Damit war mein Stress nicht zu vergleichen. Konnte es sein, dass mein innerer Arzt Recht behielt und meine Symptome gar nicht durch Stress verursacht wurden? Natürlich können Anti-Stress-Mittel die Symptome dann auch nicht lindern. Es machte mich neugierig zu überprüfen, ob meine Symptome tatsächlich von einem Kalzium- und Magnesiummangel hervorgerufen wurden. Schulmedizinisch ließ ich meine Blutwerte untersuchen und führte einen Nitro-Stresstest durch. Meine Stresshormone und Blutwerte waren alle im Normbereich, bis auf Magnesium und Kalzium. Ich substituierte Magnesium und Kalzium über Schüssler-Salze. Nach zwei Wochen linderten sich die Beschwerden deutlich. Selbst in stressauslösenden Momenten bekam ich keine Magenschmerzen.

Der innere Arzt stellt ein Pseudonym für das Unterbewusstsein dar. Es kennt jede Sekunde deines Lebens und die Aktivitäten jeder einzelnen Zelle des Körpers. Geh davon aus, dass die Lösung eines Problems irgendwo in deinem gigantischen Unterbewusstsein steckt. Die Kunst ist, die Lösung in den 400 Milliarden Bits der Gedankenströme zu finden.

Ich wünsche dir viel Spaß und tolle Impulse auf deiner Entdeckungsreise! Dein Körper und deine Seele sind etwas ganz Besonderes, ein Meisterwerk!

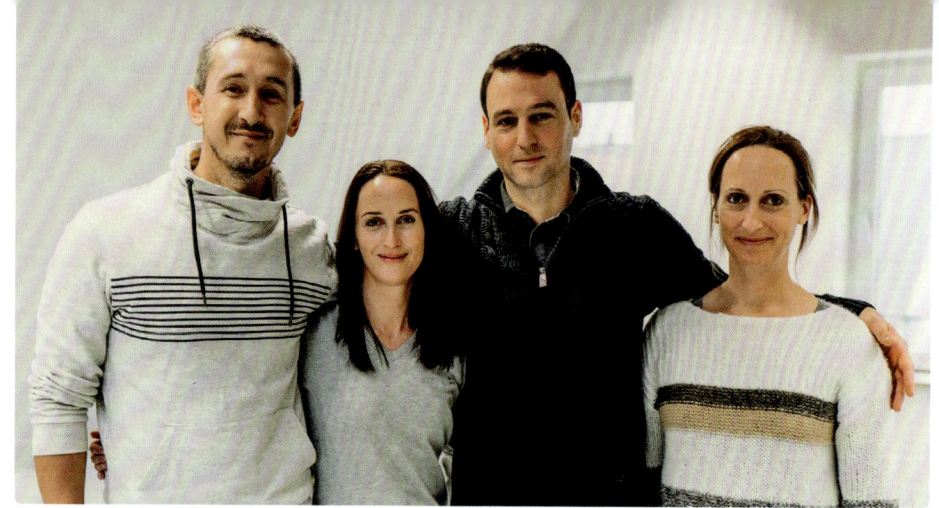

Boris, Friederike, Falko und Lena (v. l. n. r.)

Mein Dank geht an ...

... alle, die an meinem Buch mitgewirkt haben. Das sind besonders Lena und Bo, die mich bei der Umsetzung meines Buchprojekts so tatkräftig, mit weiterführenden Anregungen und großer Geduld unterstützt haben und immer an meine Ideen glauben! Falko, dass du dich als Model zur Verfügung gestellt und die Fotos mit mir zusammen gemacht hast! Papa, der nächtelang meine Manuskripte gelesen und korrigiert hat. Mom, für dein Bild, das mir immer die Kraft gibt, weiterzumachen! Phillipp, für die schönen Aufnahmen in meinem Buch! Vielen Dank an Amelie Ullrich und den Kamphausen Media Verlag für das Vertrauen in mich und die professionelle Umsetzung meiner Manuskriptidee.

Ich danke meinem Team PhysioPlus, die mir den Rücken freihalten und ermöglichen, dass ich mir die Zeit für meine Buchprojekte nehmen kann! Und zuletzt meinen Patienten und Yogaschülern, die mir die Ideen und Motivation für meine Bücher schenken!